在家刮痧很简单特有效

李志刚 主编

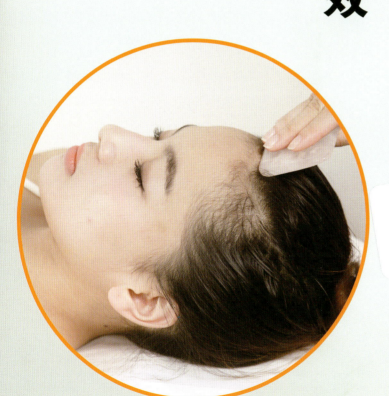

新疆人民出版总社
新疆人民卫生出版社

图书在版编目（CIP）数据

在家刮痧很简单特有效/李志刚主编. ——乌鲁木齐：新疆人民卫生出版社，2015.5

ISBN 978-7-5372-6122-7

Ⅰ.①在… Ⅱ.①李… Ⅲ.①刮搓疗法－基本知识 Ⅳ.①R244.4

中国版本图书馆CIP数据核字(2015)第048914号

在家刮痧很简单特有效
ZAIJIA GUASHA HEN JIANDAN TE YOUXIAO

出版发行	新疆人民出版总社 新疆人民卫生出版社
策划编辑	江 娜 王 芳
责任编辑	吴秋燕
版式设计	谢丹丹
封面设计	曹 莹
地　　址	新疆乌鲁木齐市龙泉街196号
电　　话	0991-2824446
邮　　编	830004
网　　址	http://www.xjpsp.com
印　　刷	深圳市彩美印刷有限公司
经　　销	全国新华书店
开　　本	185毫米×230毫米　16开
印　　张	12
字　　数	200千字
版　　次	2015年5月第1版
印　　次	2015年5月第1次印刷
定　　价	29.80元

【版权所有，请勿翻印、转载】

Preface 前言

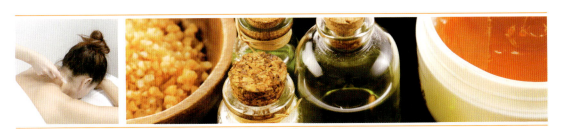

刮痧是中国民间古老的传统疗法，千百年来，在民间流传甚广，为广大民众的健康带来很大的福音。相传在远古时期，人类在用火取暖时，发现火在烤到身体的某些部位时会很舒服。后来人类又发现当石头被烘烤热用来刺激身体时，可以治疗风湿、肿毒。渐渐地，人类就认识到用烧热的石头可以治愈一些疾病。时间一长，便形成了砭石治病法，这就是刮痧治病的雏形。近年来，经过医学界对刮痧疗法广泛深入的探索、研究和临床经验，证实了刮痧疗法对人体多种急慢性疾病都有立竿见影的效果。

治病要治本，寻水要寻源。中医认为，疾病的根源在于我们吸收了太多的毒素，这些毒素在反复的吸收过程中进入血液，血液便受到污染。污染的血液流进五脏六腑的任何部分，相应的部分都会出现不同的反应。只要我们掌握净化血液的方法——刮痧，便可随时随地将身体里的血毒清除出去，保证身体健康无恙。

刮痧一般是用光滑的硬物器具或刮痧板等工具，在人体皮肤的特定部位进行反复摩擦等一系列良性的物理刺激，通过刮拭经络，造成皮肤表面瘀血点、瘀血斑或点状出血，从而改善局部气血循环，达到祛除邪气、活血散瘀、舒筋理气、清热解毒、开窍益神等功效。

本书共分为三大部分，分别是经络刮痧基础课、刮痧疗法、刮痧治病。采用读者易读、易学、易懂的图解形式，可以一边读文字一边对照图解，将刮痧的穴位、手法、技巧展现得一览无遗，给读者阅读、理解带来便利，节省不少时间。刮痧疗法纯属自然疗法，最大的特点是简便易学，一学就会，一看就懂，一用就灵，衷心希望本书能使您对刮痧疗法产生兴趣，并起到养生治疗的效果。

Contents 目录

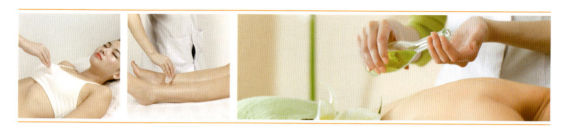

Part 1
零基础，刮痧疗法轻松学

1. 刮痧——最为简单的中医疗法 008
2. 了解刮痧治病的原理和作用 009
3. 清楚刮痧的必备器具 010
4. 掌握刮痧板的持法和用法 011
5. 把握刮痧的技巧和要领 013
6. 刮痧时要注意的重要细节 014
7. 认清刮痧的适应证和禁忌证 015
8. 正确看待刮痧后反应 016
9. 找准刮痧定位，轻松取穴 017

Part 2
刮痧，让中老年人生活轻松，身心健康

糖尿病 020
高血压 022
高血脂 024
尿失禁 026
坐骨神经痛 028
肩周炎 030
膝关节炎 032
耳鸣耳聋 034
中风后遗症 036

Part 3
夫妻互刮痧，防治泌尿生殖系统疾病

慢性肾炎 040	带下病 062
膀胱炎 042	月经不调 064
尿道炎 044	痛经 066
尿潴留 046	崩漏 068
早泄 048	子宫脱垂 070
阳痿 050	慢性盆腔炎 072
遗精 052	不孕症 074
阴囊潮湿 054	产后腹痛 076
前列腺炎 056	产后缺乳 078
不育症 058	乳腺增生 080
性冷淡 060	更年期综合征 082

Part 4
定时刮刮痧，日常疾病一扫光

感冒 086	腹泻 102
发热 088	痔疮 104
咳嗽 090	慢性胃炎 106
急性扁桃体炎 092	腰椎骨质增生 108
失眠 094	牙痛 110
胃痛 096	头痛 112
消化不良 098	鼻出血 114
打嗝 100	支气管炎 116

Part 5
日常养生，刮痧保健

健脾养胃 ………………… 120	延年益寿 ………………… 134
疏肝解郁 ………………… 122	美容养颜 ………………… 136
宣肺理气 ………………… 124	瘦身降脂 ………………… 138
补肾强腰 ………………… 126	调经止带 ………………… 140
益气养血 ………………… 128	排毒通便 ………………… 142
降压降糖 ………………… 130	强身健体 ………………… 144
消除疲劳 ………………… 132	

Part 6
四季穴位刮痧——春夏秋冬皆安康

春季养肝 ………………… 148	秋季补肺 ………………… 152
夏季疗心 ………………… 150	冬季固肾 ………………… 154

附录：体质养生速查表 ………… 156

Part 1

零基础，刮痧疗法轻松学

　　刮痧疗法是中国传统医学的重要组成部分，它以中医的脏腑经络学说为理论基础，博采针灸、按摩、拔罐等中国传统非药物疗法之长，治疗方法极具特色而又自成体系，堪称中国传统医学的瑰宝。刮痧疗法独有的祛瘀生新、排毒养生功效能让人们轻松养出一副好身体。所以，为家人刮痧，可以让他们拥有健康的体魄。

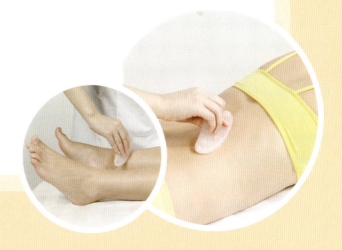

1. 刮痧——最为简单的中医疗法

刮痧疗法起源于旧石器时代，当时人们患病时，出于本能会用手或者石片抚摩、捶击身体表面的某一部位，偶然间发现竟然能使疾病得到缓解。通过长期的实践与积累，便逐步形成了砭石治病的方法，这也是"刮痧"疗法的雏形。

刮痧疗法的具体操作方法就是用刮痧板蘸刮痧油反复刮拭、摩擦患者某处皮肤以治疗疾病。现代医学认为，所谓痧其实是皮肤或皮下毛细血管破裂了，是一种自然溶血现象，易出现在经络不通畅、血液循环较差的部位，它不同于外伤瘀血、肿胀。刮痧可使经络通畅，瘀血肿胀吸收加快，疼痛减轻或消失，所以刮痧可以促进疾病的早日康复。

刮痧有着神奇的疗效。刮痧可以退热，因为发热时皮肤的毛孔都闭塞了，刮痧可以使毛孔张开，里面的风寒可以排泄出来，起到退热的功效。刮痧还能消炎。炎症使局部充血、红肿，是代谢产物积聚的表现，刮痧使局部的血液循环得到改善，加快新陈代谢，局部的病理产物如细菌、毒素等可以更快地排泄出去，这样炎症就可消退。另外，刮痧还能治疗颈椎病、腰腿疼、肩周炎、骨质增生，并且有调节内脏的作用。

明代郭志邃著有《痧胀玉衡》一书，完整地记录了各类痧症百余种。明代医学家张凤逵在其书《伤暑全书》中，对于痧症这个病的病因、病机、症状都有具体的描述。他认为，毒邪由皮毛而入的话，就可以阻塞人体的脉络，阻塞气血，使气血流通不畅；毒邪由口鼻吸入的时候，就阻塞络脉，使络脉的气血不通。这些毒邪越深，郁积得越厉害，那么它就越剧烈，如燎原之势，对于这种情况，就必须采取急救措施，也就是必须用刮痧放血的办法来治疗。运用刮痧疗法，将刮痧器皿在表皮经络穴位上进行刮治，直到刮出皮下出血凝结成米粒样的红点为止，通过发汗使汗孔张开，痧毒（也就是病毒）随即排出体外，从而达到治愈的目的。

现代刮痧的原理是利用刮痧器具刮拭经络穴位，通过良性刺激，充分发挥营卫之气的作用，使经络穴位处充血，改善局部微循环，起到祛除邪气、疏通经络、舒筋理气的作用，以增强机体自身潜在的抗病能力和免疫功能，从而达到扶正祛邪、防病治病作用。近代著名中医外治家吴尚先对刮痧给予了充分肯定，他说："阳痧腹痛，莫妙以瓷调羹蘸香油刮背，盖五脏之系，咸在于背，刮之则邪气随降，病自松解"。现代科学证明，刮痧可以扩张毛细血管，增加汗腺分泌，促进血液循环，对于高血压、中暑、肌肉酸疼等所致的风寒痹症都有立竿见影之效。经常刮痧，可起到调整经气、解除疲劳、增加免疫功能的作用。

2. 了解刮痧治病的原理和作用

刮痧是以中医脏腑经络学说为理论指导，集针灸、按摩、点穴、拔罐等非药物疗法之所长，用水牛角为材料做成刮痧板，配合香蔓刮痧疏导油进行的一种自然疗法，对人体有活血化瘀、调整阴阳、舒筋通络、调整信息、排除毒素、自家溶血等作用。它的保健和治疗作用主要有以下一些特点：

预防保健作用

刮痧疗法的作用部位是体表皮肤，而皮肤是机体暴露于外的最表浅部分，直接接触外界，且对外界气候环境等变化起适应与防卫作用。皮肤之所以具有这些功能，主要依靠机体内卫气的作用，卫气调和，则"皮肤调柔，腠理致密"。健康人常做刮痧（如取肾俞穴、足三里穴等）可增强卫气，卫气强则护表能力强，外邪不易侵表，机体自可安康。若外邪侵表，出现恶寒、发热、鼻塞、流涕等表证，及时刮痧（如取肺俞穴、中府穴等）可将表邪及时祛除，以免表邪侵入五脏六腑而生大病。

治疗作用

（1）活血化瘀。刮痧可调节肌肉的收缩和舒张，使组织间压力得到调节，以促进刮拭组织周围的血液循环，增加组织流量，从而起到活血化瘀、祛瘀生新的作用。

（2）调整阴阳。刮痧可以改善和调整脏腑功能，使脏腑阴阳得到平衡。如肠道蠕动亢进者，在腹部和背部等处使用刮痧手法使亢进者受到抑制而恢复正常；反之，肠道蠕动功能减退者，则可促进其蠕动恢复正常。

（3）舒筋通络。刮痧能放松紧张的肌肉，消除肌肉疼痛，这两方面的作用是相通的。如果使紧张的肌肉得以松弛，则疼痛和压迫症状也可以明显减轻或消失，同时有利于病灶修复。

（4）信息调整。人体的各个脏器都有其特定的生物信息（各脏器的固有频率及生物电等），当脏器发生病变时，有关的生物信息就会发生变化，而脏器生物信息的改变可影响整个系统乃至全身的功能平衡。而刮痧疗法就可以通过刺激体表的特定部位，产生一定的生物信息，通过信息传递系统输入到有关脏器，对失常的生物信息加以调整，从而对病变脏器起到调整作用。

（5）排除毒素。刮痧过程可使局部组织形成高度充血，血管神经受到刺激使血管扩张，血流及淋巴液增快，吞噬作用及搬运力量加强，使体内废物、毒素加速排除，组织细胞得到营养，从而使血液得到净化，增强全身抵抗力，进而减轻病势，促进康复。

（6）行气活血。气血的传输对人体起着濡养、温煦等作用。刮痧作用于肌表，可以使经络通畅、气血通达，则瘀血化散，局部疼痛得以减轻或消失。

3. 清楚刮痧的必备器具

刮痧板

刮痧板是刮痧的主要器具，主要材质分为水牛角和玉石。水牛角味辛、咸，性寒。辛可发散行气、活血润养；咸能软坚润下；寒能清热解毒，具有发散行气、清热解毒、活血化瘀的作用。玉性味甘平，入肺经，润心肺、清肺热。据《本草纲目》介绍：玉具有清音哑、止烦渴、定虚喘、安神明、滋养五脏六腑的作用，是具有清纯之气的良药，可避秽浊之病气。玉石含有人体所需的多种微量元素，有滋阴清热、养神宁志、健身祛病的作用。

水牛角及玉质刮痧板均有助于行气活血、疏通经络且没有副作用。

（1）美容刮痧玉板。美容刮痧玉板四个边形状均不同，其边角的弯曲弧度是根据面部不同部位的曲线设计的。短弧边适合刮拭额头，长弧边适合刮拭面颊，两角部适合刮拭下颌、鼻梁部位及眼周穴位。

（2）全息经络刮痧板。全息经络刮痧板为长方形，边缘光滑，四角钝圆。刮板的长边用于刮拭人体平坦部位的全息穴区和经络穴位；一侧短边为对称的两个半圆角，其两角除适用于人体凹陷部位刮拭外，更适合做脊椎部位及头部全息穴区的刮拭。

（3）多功能全息经络刮痧板梳。长边和两角部可以用来刮拭身体平坦部位和凹陷部位，另一边粗厚的梳齿便于梳理头部的经穴，既能使用一定的按压力，又不伤及头部皮肤。

专业刮痧油和美容刮痧乳

刮痧油是刮痧疗养必不可少的润滑剂，但是刮痧油是液体的，如果用于面部时，很容易流到或滴到眼睛里和脖颈处，所以在对面部刮痧时最好用美容刮痧乳。刮痧油和美容刮痧乳含有药性平和的中药，对人体有益而无刺激及副作用。

（1）刮痧油。刮痧油用具有清热解毒、活血化瘀、消炎镇痛作用而没有毒副作用的中药与渗透性强、润滑性好的植物油加工而成。刮痧时涂以刮痧油不但能减轻疼痛、加速病邪外排，还可保护皮肤、预防感染，使刮痧安全有效。

（2）美容刮痧乳。美容刮痧乳具有清热解毒、活血化瘀、消炎镇痛、滋润皮肤、养颜消斑、滋养皮肤的功效。

毛巾和纸巾

刮拭前清洁皮肤要选用清洁卫生、质地柔软，对皮肤无刺激、无伤害的天然纤维织物。刮拭后可用毛巾或柔软的清洁纸巾擦拭油渍。

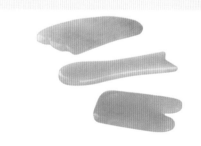

4. 掌握刮痧板的持法和用法

正确的拿板方法是把刮痧板的长边横靠在手掌心，大拇指和其他四个手指分别握住刮痧板的两边，刮痧时用手掌心的部位向下按压。单方向刮拭，不要来回刮。刮痧板与皮肤表面的夹角一般为30°~60°，以45°角应用的最多，因为采用这个角度可以减轻刮痧过程中的疼痛，增加舒适感。运板方法如下：

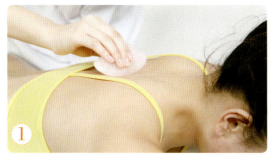

面刮法：将刮痧板的一半长边或整个长边接触皮肤，刮痧板向刮拭的方向倾斜30°~60°，自上而下或从内到外均匀地向同一方向呈直线刮拭。

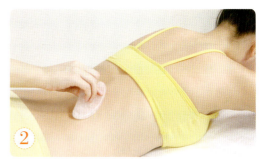

平刮法：操作方法与面刮法相似，只是刮痧板向刮拭的方向倾斜的角度小于15°，向下的按压力大。适用于身体敏感的部位。

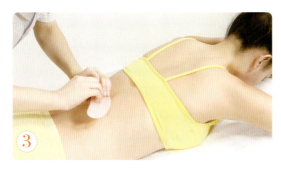

推刮法：操作方法与面刮法类似，刮痧板向刮拭方向倾斜的角度小于45°，刮拭速度慢，按压力大，每次刮拭的长度要短。

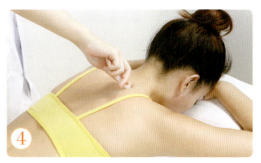

立刮法：将刮痧板与穴位区呈90°垂直，刮痧板始终不离皮肤，并施以一定的压力，做短距离前后或左右摩擦刮拭。

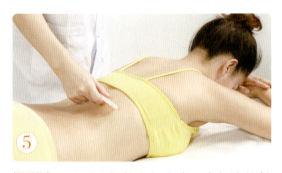

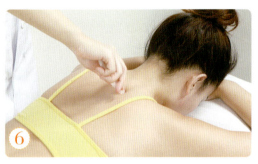

揉刮法：以刮痧板整个长边或一半长边接触皮肤，刮痧板与皮肤的夹角小于15°，均匀、缓慢、柔和地作弧形旋转刮拭。

点按法：将刮痧板与穴位呈90°垂直，向下按压，由轻到重，按压片刻后立即抬起，使肌肉复原。多次重复，手法连贯。

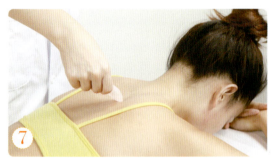

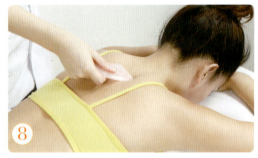

角刮法：单刮痧板的一个角，朝刮拭方向倾斜45°，在穴位处自上而下刮拭。双角刮法以刮痧板凹槽处对准脊椎棘突，凹槽两侧的双角放在脊椎棘突和两侧横突之间的部位，刮痧板向下倾斜45°，自上而下刮拭。用于脊椎部。

按揉法：按揉法分为平面按揉法和垂直按揉法两种。

　　平面按揉法：让刮痧板角部的平面以小于20°按压在穴位上，做柔和、缓慢的旋转运动，刮痧板角部始终不离开接触的皮肤。

　　垂直按揉法：将刮痧板90°按压在穴位上，其余同平面按揉法。

5. 把握刮痧的技巧和要领

刮痧疗法中按压力和刮痧的角度决定刮痧治疗的效果,而速度的快慢和刮痧的时间决定刮痧的舒适感。所以,刮痧的时候要注意一下要领和技巧,以便于达到治疗的效果。以下介绍的刮痧要领和技巧在具体的刮痧治疗过程中能帮大忙。

刮拭角度

刮拭角度以利于减轻被刮拭者疼痛感和方便刮拭者刮拭为原则。当刮痧板与刮拭方向的角度大于45°时,会增加疼痛感,所以刮拭角度应小于45°。而在疼痛敏感的部位,最好小于15°。

按压力

刮拭过程中要始终保持一定按压力,若只在皮肤表面摩擦,不但没有治疗效果,还会形成表皮水肿。但按压力也不是越大越好,要根据具体体质、病情和局部解剖结构(骨骼凸起部位、皮下脂肪少的部位、脏器所在处,按压力应适当减轻)区别对待。用重力刮痧时,需逐渐加大按压力,使身体适应,以减轻疼痛。

刮拭速度

每次刮拭速度应平稳、均匀,不要忽快忽慢。疼痛感与刮拭速度有关,刮拭速度越快,疼痛感越重;速度越慢,疼痛感越轻。

刮拭长度

一般以穴位为中心,刮拭总长度8~15厘米,以大于穴区范围为原则。如果需要刮拭的经脉较长,可分段刮拭。

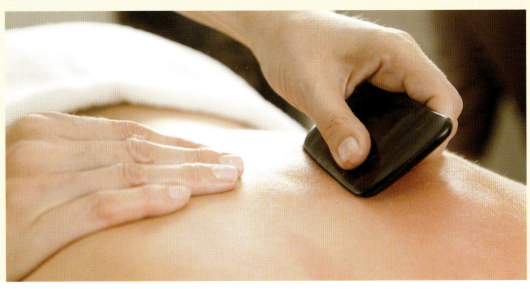

6. 刮痧时要注意的重要细节

刮痧时，皮肤局部汗孔开泄，会出现不同形色的痧，病邪、病气随之外排，同时人体正气也有少量消耗。所以，刮痧的时候要注意一些小细节，从细节处保护好身体。

避风和注意保暖很重要

刮痧时皮肤汗孔处于开放状态，如遇风寒之邪，邪气会直接进入体内，不但影响刮痧的疗效，还会引发新的疾病。因此刮痧半小时后才能到室外活动。

刮完痧后要喝一杯热水

刮痧过程使汗孔开放，邪气排出，会消耗部分体内津液，刮痧后喝1杯热水，可补充水分，还可促进新陈代谢。

刮痧3小时内不要洗澡

刮痧后毛孔都是张开的，所以要等毛孔闭合后再洗澡，避免风寒之邪侵入体内。

不可一味追求出痧

刮痧时刮至毛孔清晰就能起到排毒的作用。有些部位是不可以刮出痧的，室温低也不易出痧，所以，刮拭的时候不要一味追求出痧，以免伤害到皮肤。

每次只治疗一种病症

刮痧的时候要一次只治疗一种病，并且不可刮拭时间太长。不可连续大面积刮拭，以免损伤体内正气。

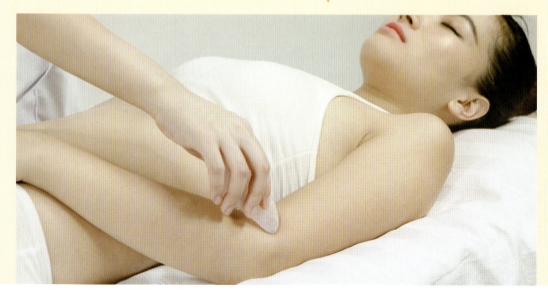

7. 认清刮痧的适应证和禁忌证

刮痧对内科、外科、皮肤科、妇科、儿科、五官科、骨科等疾病都有效。现代刮痧从工具到理论都有了巨大变化，尤其是理论上选经配穴，辩证施术使其治疗范围大大扩宽。刮痧对于疼痛性疾病、脏腑神经失调的病症具有显著的疗效，但对于危重病人和比较复杂的疾病，应该采用药物和其他手段来治疗。

刮痧的最佳适应证

（1）刮痧可强身健体，预防疾病，延缓衰老。

（2）刮痧可治疗疼痛性疾病。比如，头痛、牙痛、各种神经痛、腰痛、腿痛、颈痛、肩痛等骨关节疾病。

（3）刮痧可治疗一些外感病。感冒发热、咳嗽气喘、肠胃病、食欲不振、糖尿病、乳腺增生、痛经、月经不调，以及各种神经血管失调的病症。

刮痧的禁忌证

（1）严重心脑血管疾病患者急性期、肝肾功能不全者禁止刮拭。体内有恶性肿瘤的部位，应避开肿瘤部位在其周边刮拭。

（2）有出血倾向的病症、严重贫血患者禁止刮痧。

（3）女性在怀孕期间、月经期间禁止刮拭腰骶部。

（4）韧带、肌腱急性扭伤，及外科手术疤痕处，均应在3个月之后方可进行刮痧疗法。

（5）感染性皮肤病患者、糖尿病患者皮肤破溃处、严重下肢静脉曲张局部禁止刮拭。

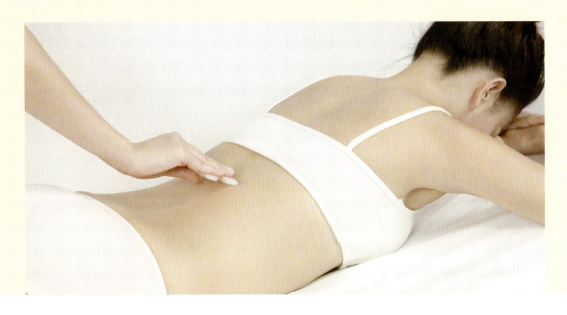

8. 正确看待刮痧后反应

刮痧治疗半小时左右，皮肤表面的痧会逐渐融合成片，深层的包块样痧逐渐消失，并逐渐由深部向体表扩散，而深部结节状痧消退比较缓慢，不论是哪一种痧，在刮拭12小时之后，皮肤的颜色均成青紫色或青黑色。

刮痧后，皮肤毛孔微张，局部皮肤有热感，少数人自觉有寒凉之气排出，有的部位会出现颜色不同的痧象，有时候会在皮肤下深层部位触及大小不一的包块状痧，这些都是属于刮痧后的正常痧象，这些痧象都给你发出了身体不健康的信号。

刮出的痧一般5～7日即可消褪。痧消褪的时间与出痧的部位、痧的颜色和深浅（即疾病的病位，病性）有密切关系，胸背部、上肢、皮肤表面、颜色比较浅的痧消退较快，下肢、腹部、颜色深的痧以及皮肤深部的痧消退比较缓慢。阴经所出的痧一般较阳经消失缓慢，一般会延迟2周左右。

痧象的出现是一种正常的生理反应。一般有下面几种情况：

（1）刮拭后，未出现明显的痧象或只有少量红点，这表明受术者无病。

（2）痧象鲜红、呈玫瑰色、大面积，表明受术者体内血热或体内蕴热。

（3）痧象鲜红、并伴有痛痒，表明受术者体内有风热。

（4）痧象色暗或发紫，表明受术者体内气血瘀滞。

（5）痧象发黑或呈黑紫色，天气寒冷时肌肤疼痛，表明体内多血瘀或风寒。

（6）痧象在皮肤上出现不久，有少量液体分泌，表明受术者体内有湿热。

（7）在刮痧过程中，痧象由深转淡、由暗转红，斑块由片变点，表明病情转轻，治疗有效。

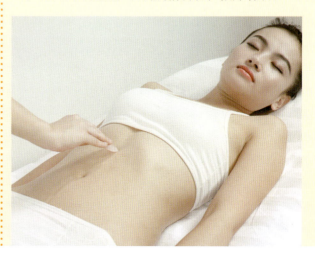

9. 找准刮痧穴位，轻松取穴

人体出现疾病时我们可以通过点按人体的一些腧穴来缓解和治疗，所以取穴尤为关键。下面我们罗列一些常用的取穴方法。

体表标志取穴法

指以人体解剖学的各种体表标志为依据来确定腧穴位置的方法，又叫"自然标志定位法"。体表标志又可分为固定标志和活动标志，固定标志是指人体固定的解剖标志，如骨节、肌肉所形成的突起、凹陷及五官的轮廓、发际、指（趾）甲、乳头、肚脐等，均是固定标志。如定三阴交以内踝尖为标志，以乳头定膻中等。活动标志是指各部位的关节、肌肉、肌腱、皮肤随着活动而出现的空隙、凹陷、横纹及尖端等，如微张口时定听宫等。

手指同身寸取穴法

又叫"手指比量取穴"，即用个人的手指来量取自身的穴位。该方法仅适用于自身，因为个人的手指长度及宽度各有不同，而且骨骼长短不一，所以不适于他人。一般来说，中指中节屈曲时，两端纹头之间的宽度为1寸；拇指指间关节的横向宽度为1寸；食指与中指并拢的横向宽度为1.5寸；食指、中指、无名指与小指并拢的横向宽度为3寸。

简易取穴法

指一种快捷简易的取穴方法，主要用于某些特定穴位的取穴，如两耳尖连线的中点取百会，人体直立双手下垂取风市等等。

骨度分寸定位法

指利用人体的骨节作为标志，将两骨节间的长度折量为一定的分寸，来确定穴位的位置。

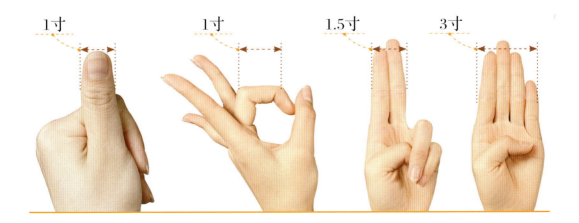

骨度分寸定位表

部位	起止点	折量寸	度量方法
头部	前发际到后发际	12寸	直
	耳后两乳突之间	9寸	横
	眉心到前发际	3寸	直
胸腹部	剑突到肚脐	8寸	直
	脐中到耻骨联合部	5寸	直
	两乳头之间	8寸	横
侧胸部	腋窝下到季胁	12寸	直
上肢部	腋前纹头到肘横纹	9寸	直
	肘横纹到腕横纹	12寸	直
下肢部	耻骨联合处到股骨下端内侧髁	18寸	直
	胫骨内侧髁下缘到内踝尖	13寸	直
	髀枢到膝中	19寸	直
	膝中到外踝尖	16寸	直

说明：度量方法中的"直"指矢状线，即与人体正中线平行的线为"直线"；"横"即与人体正中线水平垂直的线为"横线"；"季胁"即第11肋骨的下缘；"髀枢"即人体股骨大转子处。

Part 2

刮痧，让中老年人生活轻松，身心健康

中老年人由于年龄增长，身体功能和免疫力逐渐减退，特别容易患上各种疾病。因此，中老年人尤其要注意日常保健。中老年人健康既包括身体健康，也包括精神健康，只有这两方面都具备了，才能达到健康长寿的目的。而日常生活中中老年除注意饮食调养外，经常有针对性刮拭经络穴位，则有助于防治各种疾病，达到祛病强身，延年益寿的目的。

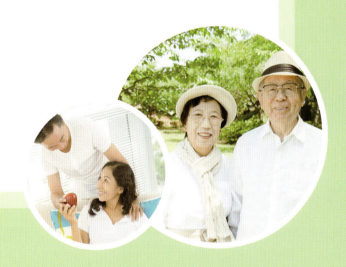

糖尿病

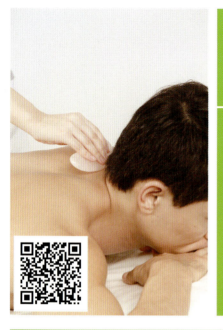

糖尿病是由于血中胰岛素绝对或相对不足,导致血糖过高,出现糖尿,进而引起脂肪和蛋白质代谢紊乱的、常见的内分泌代谢性疾病。临床上,血糖是诊断糖尿病的"金标准"。

病因 导致糖尿病的原因有很多种,除了遗传因素外,大多都是由不良的生活和饮食习惯造成的,如饮食习惯变化、进食过多、肥胖、体力活动过少和紧张焦虑等都是糖尿病的致病原因。

穴位定位

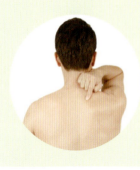

大杼 位于背部,当第一胸椎棘突下,旁开1.5寸。

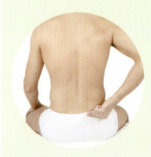

膀胱俞 位于骶部,当骶正中嵴旁1.5寸,平第二骶后孔。

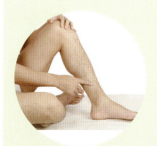

三阴交 位于小腿内侧,当足内踝尖上3寸,胫骨内侧缘后方。

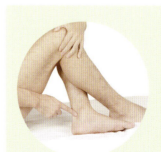

太溪 位于足内侧内踝后方,当内踝尖与跟腱之间的凹陷处。

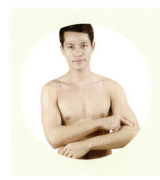

曲池 位于肘横纹外侧端，屈肘，当尺泽与肱骨外上髁的连线中点。

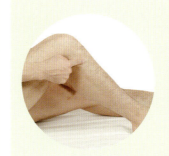

阳陵泉 位于小腿外侧，当腓骨头前下方凹陷处。

刮痧方法

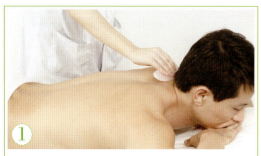

① 涂抹适量经络油。用刮痧板边缘从大杼穴刮至膀胱俞穴，刮拭30次，刮拭的速度自然平稳，刮至局部出现痧点或微紫红斑块为止。

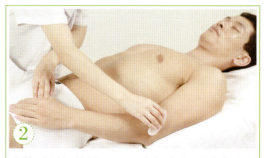

② 涂抹适量经络油。用刮痧板边缘刮拭曲池穴30次，灵活地利用腕力、臂力进行刮拭，以出痧为度。

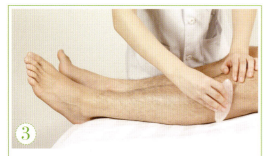

③ 涂抹适量经络油。用刮痧板边缘刮拭阳陵泉穴2分钟，以出痧为度。

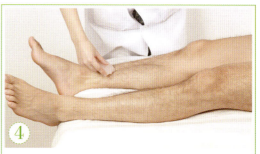

④ 涂抹适量经络油。用刮痧板角部刮拭三阴交穴至太溪穴，从上到下单方向刮拭，切忌来回刮拭，以皮肤潮红为度。

高血压

高血压是最常见的慢性病，也是心脑血管病最主要的危险因素。其中脑卒中、心肌梗死、心力衰竭及慢性肾脏病是其主要并发症。

病因 原发性高血压的病因：年龄、环境因素（包括饮食方面）、基因因素及其他（如精神压力大，长期摄入咖啡因饮品，维生素D不足等）。继发性高血压的病因：肾脏疾病、糖尿病等。

穴位定位

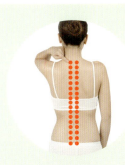

夹脊 位于腰背部，第一胸椎至第五腰椎棘突下旁开0.5寸，一侧17个穴。

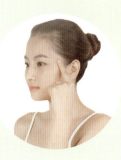

太阳 位于颞部，当眉梢与目外眦之间，向后一横指的凹陷处。

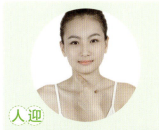

人迎 位于颈部结喉旁，胸锁乳突肌前缘，颈总动脉搏动处。

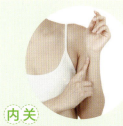

内关 位于前臂掌侧，曲泽与大陵的连线上，腕横纹上2寸。

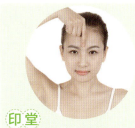

印堂 位于额部，当两眉头之中间。

刮痧方法

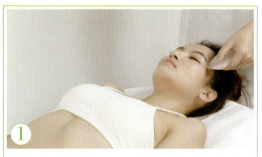

① 涂抹适量经络油。用刮痧板角部从印堂穴刮至太阳穴1~3分钟,力度适中,可不出痧。

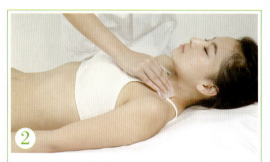

② 涂抹适量经络油。用面刮法刮拭人迎穴1~3分钟,力度微轻,以潮红出痧为度。

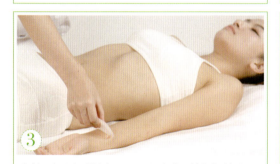

③ 涂抹适量经络油。用面刮法刮拭内关穴30次,灵活地利用腕力、臂力进行刮拭,用力均匀适中,以出痧为度。

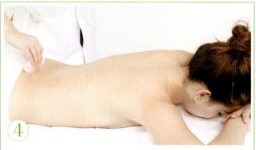

④ 在背部涂抹适量的经络油。用面刮法从上到下刮拭夹脊穴15次,力度适中,以出痧为度。

注意事项

高血压患者注意以下几点帮助控制血压:
①保持正常体重。
②将饮食中钠的摄入量减少,控制盐的摄入,每天控制在5克以下。
③定期从事有氧运动,如快走、慢跑等,每次的运动量至少30分钟。
④每天的饮食中保证有丰富的水果和蔬菜。

高血脂

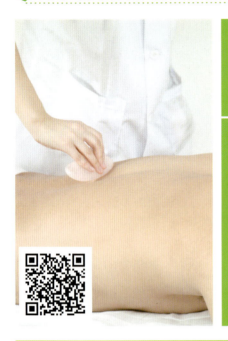

血脂主要是指血清中的胆固醇和甘油三酯。无论是胆固醇含量增高，还是甘油三酯的含量增高，或是两者皆增高，统称为高脂血症。高血脂可直接引起一些严重危害人体健康的疾病，如脑卒中等。

病因 高血脂的发生与遗传因素和环境因素（包括高胆固醇、高脂肪饮食及药物影响等）有关，也可由糖尿病、肝病、甲状腺疾病、肾脏疾病、肥胖、痛风等疾病引起。

穴位定位

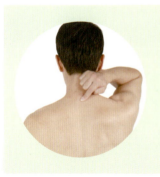

大椎 位于后正中线上，第七颈椎棘突下凹陷中。

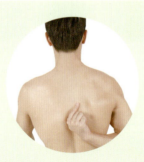

心俞 位于背部，当第五胸椎棘突下，旁开1.5寸。

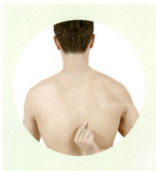

膈俞 位于背部，当第七胸椎棘突下，旁开1.5寸。

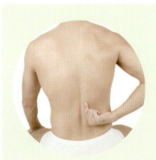

脾俞 位于背部，当第十一胸椎棘突下，旁开1.5寸。

Part 2 刮痧，让中老年人生活轻松，身心健康

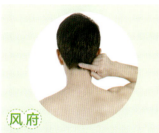

风府
位于项部，当后发际正中直上1寸，枕外隆凸直下，两侧斜方肌之间凹陷中。

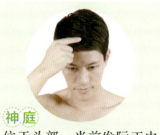

神庭
位于头部，当前发际正中直上0.5寸。

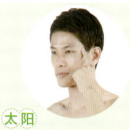

太阳
位于颞部，当眉梢与目外眦之间，向后约一横指的凹陷处。

刮痧方法

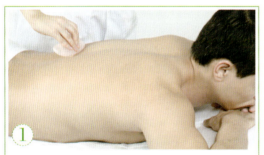

1 在背部涂抹适量经络油。用面刮法从大椎穴往下一直刮拭到脾俞穴，途经心俞穴、膈俞穴，力度微重，刮拭30次，可不出痧。

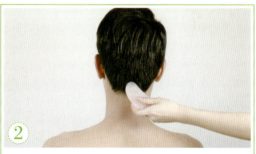

2 用角刮法从上往下刮拭风府穴2分钟，力度适中，可不出痧。

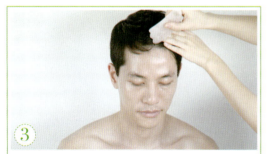

3 用角刮法刮拭神庭穴30次，力度适中，刮拭的速度自然平稳，可不出痧。

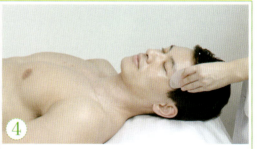

4 涂抹适量经络油。用角刮法刮拭太阳穴1分钟，灵活地利用腕力、臂力进行刮拭，用力均匀适中，可不出痧。

尿失禁

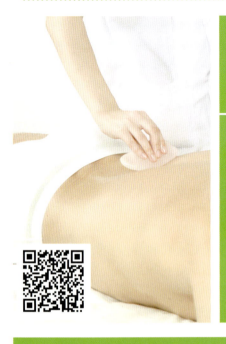

尿失禁是指因膀胱括约肌损伤或神经功能障碍而丧失排尿自控能力，使尿液不自主地流出的病症，其病可发生在任何年龄，在临床上主要表现为咳嗽、打喷嚏、上楼梯或跑步时，即有尿液自尿道流出。

病因 ①先天性疾患，如尿道上裂。②创伤，如妇女生产时的创伤，骨盆骨折等。③手术，成人为前列腺手术、尿道狭窄修补术等；儿童为后尿道瓣膜手术等。④各种因素引起的膀胱病变。

穴位定位

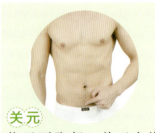

关元 位于下腹部，前正中线上，当脐中下3寸。

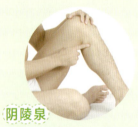

阴陵泉 位于小腿内侧，当胫骨内侧髁后下方凹陷处。

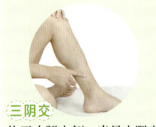

三阴交 位于小腿内侧，当足内踝尖上3寸，胫骨内侧缘后方。

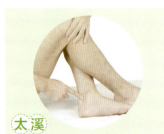

太溪 位于足内侧，内踝后方，内踝尖与跟腱之间的凹陷处。

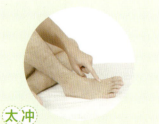

太冲 位于足背侧，当第一跖骨间隙的后方凹陷处。

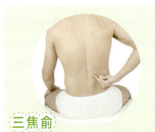

三焦俞 位于腰部，当第一腰椎棘突下，旁开1.5寸。

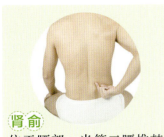

肾俞 位于腰部,当第二腰椎棘突下,旁开1.5寸。

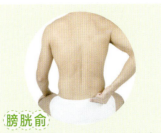

膀胱俞 位于骶部,当骶正中嵴旁1.5寸,平第二骶后孔。

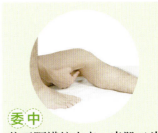

委中 位于腘横纹中点,当股二头肌腱与半腱肌肌腱的中间。

刮痧方法

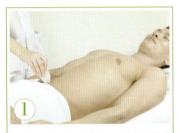

1. 涂抹适量经络油。用角刮法施以旋转回环的刮拭动作,揉动关元穴30次,力度适中,以潮红发热为度。

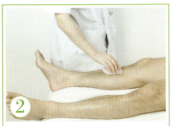

2. 涂抹适量经络油。用角刮法从阴陵泉穴经三阴交穴刮至太溪穴10～15遍,力度由轻到重,以出痧为度。

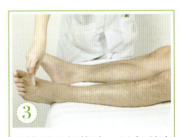

3. 涂抹适量经络油。用角刮法刮拭太冲穴,力度适中,以潮红发热为度。

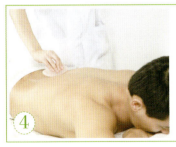

4. 涂抹适量经络油。用面刮法由三焦俞穴经肾俞穴重刮至膀胱俞穴,以出痧为度。

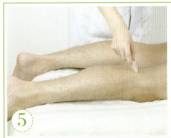

5. 涂抹适量经络油。用面刮法刮拭委中穴10～15次,力度适中,以潮红出痧为度。

注意事项

①勿憋尿,一有尿意,应马上去排尿,最好在饭前、饭后及睡前,将尿液排尽。

②训练排尿习惯,先在短时间内固定去排尿,再慢慢延长,可有效改善尿失禁的问题。

③在打喷嚏、咳嗽、提重物或弹跳时,应紧缩括约肌,以免尿液外漏。

坐骨神经痛

坐骨神经痛指沿坐骨神经通路（即腰、臀部、大腿后、小腿后外侧和足外侧）发生的疼痛症状群，疼痛呈烧灼样或刀刺样，夜间痛感加重。日久，患侧下肢会出现肌肉萎缩，或出现跛行。

病因 绝大多数患者的坐骨神经痛是继发于坐骨神经局部及周围结构的病变对坐骨神经的刺激压迫与损害，称为继发性坐骨神经痛；少数系原发性，即坐骨神经炎。

穴位定位

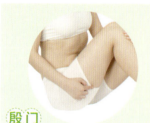

殷门 位于大腿后面，承扶与委中的连线上，承扶下6寸。

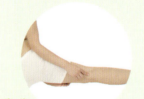

委中 位于腘横纹中点，当股二头肌腱与半腱肌肌腱的中间。

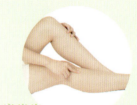

阳陵泉 位于小腿外侧，当腓骨头前下方凹陷处。

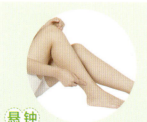

悬钟 位于小腿外侧，当外踝尖上3寸，腓骨前缘。

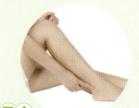

昆仑 位于足部外踝后方，外踝尖与跟腱之间的凹陷处。

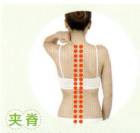

夹脊 位于腰背部，第一胸椎至第五腰椎棘突下旁开0.5寸。

刮痧方法

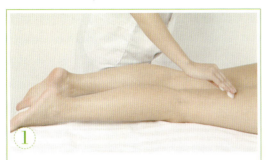

① 在大腿后侧涂抹适量经络油。用面刮法从殷门穴刮至委中穴10~15遍，力度适中，以潮红出痧为度。

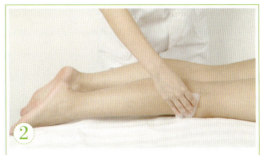

② 涂抹适量经络油。用面刮法刮拭阳陵泉穴30次，从上到下单方向刮拭，切忌来回刮拭，以出痧为度。

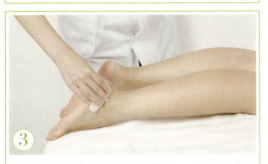

③ 在小腿外侧上涂抹适量经络油。用面刮法刮拭悬钟穴至昆仑穴30次，力度适中，以潮红发热为度。

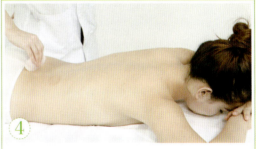

④ 在背部涂抹适量的经络油。用面刮法从上到下刮拭夹脊穴15次，力度适中，以出痧为度。

注意事项

①睡硬板床休息，可坚持做床上体操。

②要劳逸结合，生活规律，适当参加各种体育活动。

③运动后要注意保护腰部和患肢；内衣汗湿后要及时换洗，防止潮湿的衣服在身上被焐干，出汗后也不宜立即洗澡。

④保持良好的生活习惯，避免长久弯腰和过度负重；饮食上多吃一些含钙量高的食物。

肩周炎

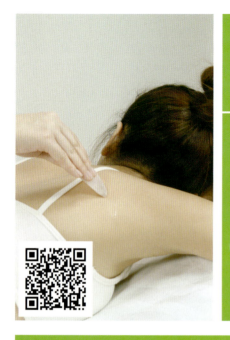

肩周炎是肩部关节囊和关节周围软组织的一种退行性、炎症性慢性疾患。通俗地说，就是肩部出现了炎症，导致肩关节内外粘连，从而影响肩关节的活动。肩周炎的好发年龄多在50岁左右。

病因 肩周炎的病因有长期过度的劳作、肩部急性的牵拉伤或挫伤。另外，颈椎病等也可引起肩部疼痛。

穴位定位

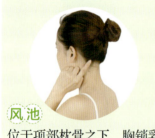

风池
位于项部枕骨之下，胸锁乳突肌与斜方肌间凹处。

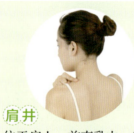

肩井
位于肩上，前直乳中，当大椎与肩峰端连线的中点上。

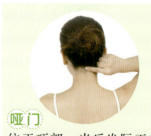

哑门
位于项部，当后发际正中直上0.5寸，第一颈椎下。

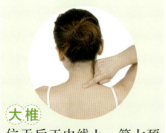

大椎
位于后正中线上，第七颈椎棘突下凹陷中。

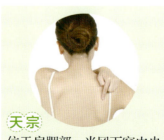

天宗
位于肩胛部，当冈下窝中央凹陷处，与第四胸椎相平。

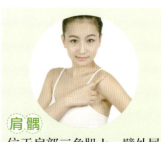

肩髃
位于肩部三角肌上，臂外展时，肩峰前下方凹陷处。

刮痧方法

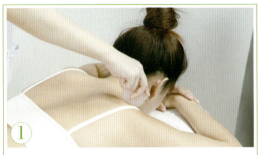

① 涂抹适量经络油。用角刮法从上往下刮拭风池穴至肩井穴10～15遍，用力重刮，以出痧为度。

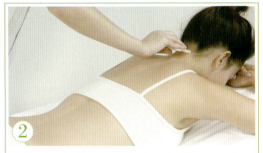

② 涂抹适量经络油。用面刮法刮拭哑门穴至大椎穴30次，力度轻柔，以皮肤潮红为宜，可不出痧。

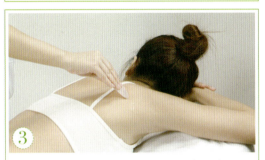

③ 涂抹适量经络油。用点刮法刮拭天宗穴30次，力度微重，以出痧为度。

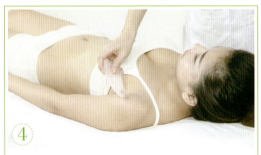

④ 涂抹适量经络油。用角刮法刮拭肩髃穴2分钟，力度微重，以出痧为度。

注意事项

肩周炎日常护理应注意以下事项：

①避免过度劳累，避免提重物。

②要加强身体各关节活动和户外锻炼，注意安全，防止意外损伤。

③注意肩关节局部保暖。随气候变化随时增减衣服，避免受寒及久居潮湿之地。

④老年人要加强营养，补充钙质，吃牛奶、鸡蛋、豆制品、骨头汤、黑木耳等或口服钙剂。

膝关节炎

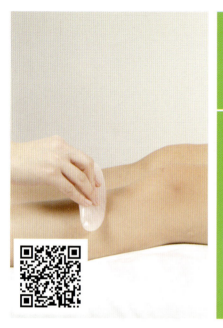

膝关节炎是最常见的关节炎，骨关节炎的主要特征有软骨退行性病变和关节边缘骨赘的形成。以软骨磨损为其主要因素，好发于体重过重者和中老年人。

病因 导致膝关节炎的病因有寒冷、潮湿、疲劳、营养不良、创伤、精神因素等，这也是致病的常见诱发因素，另外，遗传、疾病等因素也可导致发病。

穴位定位

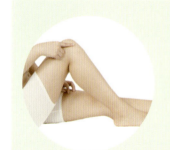

犊鼻 屈膝，位于膝部，髌骨与髌韧带外侧凹陷中。

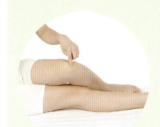

鹤顶 位于膝上部，髌底的中点上方凹陷处。

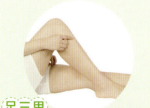

足三里 位于小腿前外侧，当犊鼻下3寸，距胫骨前缘一横指。

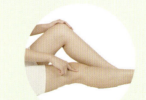

膝阳关 位于膝外侧，阳陵泉上3寸，股骨外上髁上方的凹陷处。

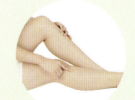

阳陵泉 位于位于小腿外侧，当腓骨头前下方凹陷处。

刮痧方法

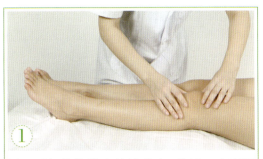

① 用双手拇指指腹点按犊鼻穴5分钟,力度适中,以局部温热舒适为宜。

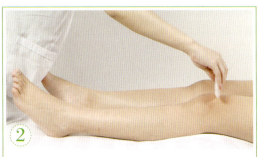

② 涂抹适量经络油。用面刮法刮拭鹤顶穴和犊鼻穴,由上至下,力度适中,刮拭2分钟,刮至局部出现痧点为止。

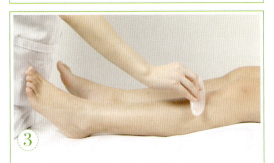

③ 涂抹适量经络油。用面刮法重刮足三里穴30次,刮拭的速度自然平稳,刮至局部出现痧点或微紫红斑块为止。

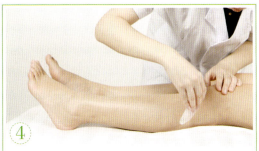

④ 涂抹适量经络油。由上往下刮拭膝阳关穴至阳陵泉穴10~15遍,以出痧为度。

注意事项

①肥胖患者要控制体重,注意节食,以减轻膝关节受累。

②损伤性膝关节疼痛24小时内不宜刮痧。

③居住环境保持干燥,避免房间过于阴暗潮湿,不要把床摆在门窗通风处。

④秋冬季节应注意膝盖的保暖,随着气温的变化要及时添加衣服避免着凉。

⑤要进行适量的运动锻炼,这样可以促进骨骼更好地吸收营养物质,延缓骨骼的老化,避免关节受损。

耳鸣耳聋

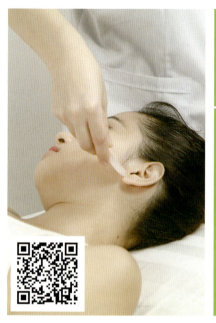

耳鸣耳聋在临床上常同时并见，而且治疗方法大致相同，故合并论述。耳鸣是以耳内鸣响为主证。耳聋是以听力减退或听觉丧失为主证。

病因 中医认为，本病多因暴怒、惊恐、肝胆风火上逆，以致少阳之气闭阻不通所致。或因外感风邪侵袭，壅遏清窍，或因肾气虚弱，精血不能上达于耳而成。

穴位定位

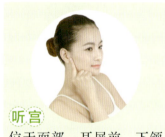

听宫 位于面部，耳屏前，下颌骨髁状突的后方。

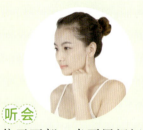

听会 位于面部，当耳屏间切迹的前方，张口有凹陷处。

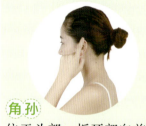

角孙 位于头部，折耳郭向前，当耳尖直上入发际处。

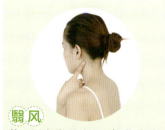

翳风 位于耳垂后方，当乳突与下颌角之间的凹陷处。

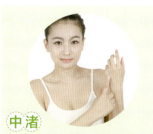

中渚 位于手背部环指本节后方，第四、五掌骨间凹陷处。

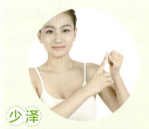

少泽 位于手小指末节尺侧，距指甲角0.1寸（指寸）。

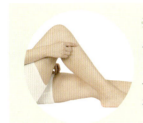

足三里
位于小腿前外侧，当犊鼻下3寸，距胫骨前缘一横指（中指）。

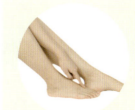

太冲
位于足背侧，当第一跖骨间隙的后方凹陷处。

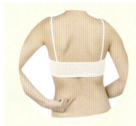

肾俞
位于腰部，当第二腰椎棘突下，旁开1.5寸。

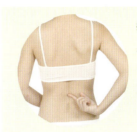

命门
位于腰部，当后正中线上，第二腰椎棘突下凹陷中。

刮痧方法

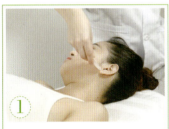

① 涂抹适量经络油。用角刮法从听宫穴刮至听会穴30次，自上而下，力度轻柔，至潮红发热为度。

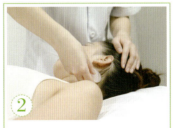

② 涂抹适量经络油。用角刮法从角孙穴刮至翳风穴20次，自上而下，力度轻柔，不必出痧。

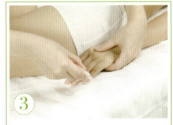

③ 涂抹适量经络油。用角刮法刮拭中渚穴及少泽穴，自上而下刮拭30次，刮至皮肤发红为度。

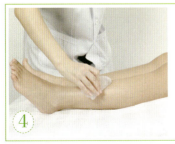

④ 涂抹适量经络油。用面刮法重刮下肢外侧，从足三里穴刮至太冲穴30次。

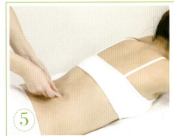

⑤ 涂抹适量经络油。用面刮法侧着力于肾俞穴及命门穴上，刮拭10～15遍。

中风后遗症

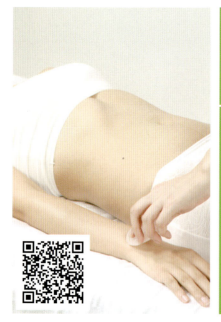

中风后遗症是指中风后造成偏瘫给患者带来的后果。一般来说，中风后常给患者带来"三偏"，即偏感觉障碍、偏盲和偏瘫。除此之外，还会引起言语障碍、吞咽障碍、认知障碍等。

病因 中风后遗症是由中风引起的，而高血压、高血脂等是引起中风的主要原因，因为这些疾病易引起脑血管意外，导致脑组织缺血或受血肿压迫、推移、脑水肿等而使脑组织功能受损。

穴位定位

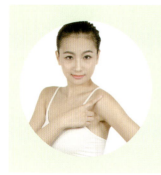

肩髃 位于肩部，三角肌上，臂外展，当肩峰前下方凹陷处。

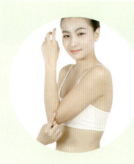

曲池 位于肘横纹外侧端，屈肘，当尺泽与肱骨外上髁的连线中点。

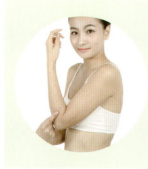

手三里 位于前臂背面桡侧，当阳溪与曲池连线上，肘横纹下2寸。

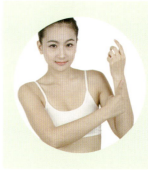

阳池 位于腕背横纹中，当指伸肌腱的尺侧缘凹陷处。

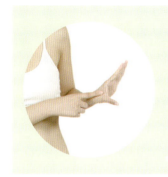

合谷 位于手背，第一、二掌骨间，当第二掌骨桡侧的中点处。

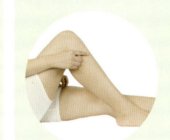

足三里 位于小腿前外侧，当犊鼻下3寸，距胫骨前缘一横指（中指）。

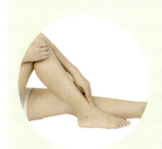

解溪 位于足背与小腿交界处的横纹中央凹陷中。

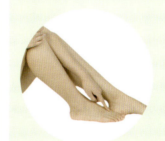

太冲 位于足背侧，当第一跖骨间隙的后方凹陷处。

刮痧方法

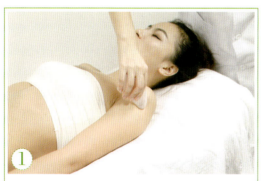

① 涂抹适量经络油。以刮痧板角部为着力点，点刮肩髃穴30次，刮拭的速度自然平稳，以出痧为度。

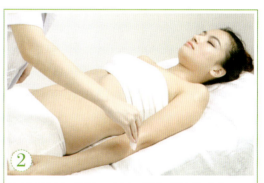

② 涂抹适量经络油。用角刮法刮拭曲池穴至手三里穴30次，以出痧为度。

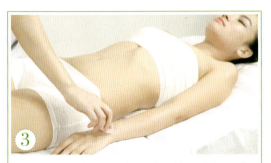

③ 涂抹适量经络油。用角刮法刮拭阳池穴30次，可不出痧。

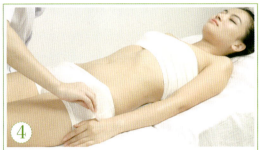

④ 涂抹适量经络油。用角刮法刮拭合谷穴30次，灵活地利用腕力、臂力进行刮拭，力度微重，以出痧为度。

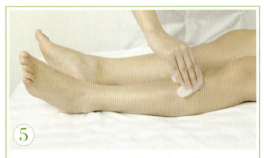

⑤ 涂抹适量经络油。用角刮法刮拭足三里穴30次，力度微重，以出痧为度。

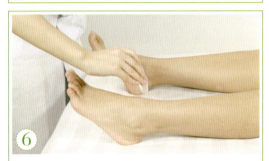

⑥ 涂抹适量经络油。用角刮法刮拭解溪穴和太冲穴，由上到下，以出痧为度，不可强求出痧量，避免机械作用下的皮下出血。

注意事项

中风造成的后果给患者带来极大的不便，所以为了预防或尽快康复需要注意以下几点：

①饮食上提倡少食多餐，每天最好吃4～5餐。食用的食物应该是易消化吸收的。

②忌食高脂肪、高热量的食物。

③要控制脾气，不要发怒，情绪要稳定，心态要平和，不要忧郁。

④适当进行体育锻炼，提高机体抵抗力，增强抗病能力。

Part 3

夫妻互刮痧，防治泌尿生殖系统疾病

男科疾病和妇科疾病是日常生活中常见的疾病，若不幸患上此类病症，夫妻生活也会受到影响和困扰。若上医院治疗总感觉医生知道了这点隐私，自己就全无隐私可言了，心中总是有各种"难言之隐"。而刮痧则能很好地解决这种难题，夫互相为对方刮痧，既消除了忧虑，而且还增强了夫妻感情生活。

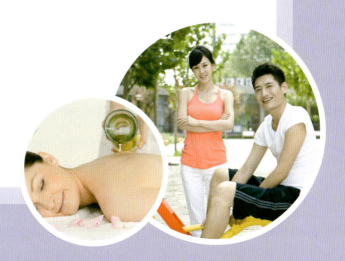

慢性肾炎

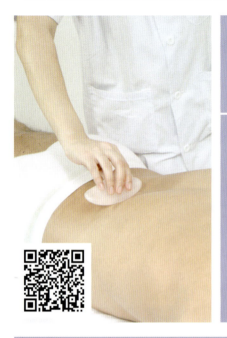

慢性肾炎是一种以慢性肾小球病变为主的肾小球疾病,也是一种常见的慢性肾脏疾病。此病潜伏时间长,病情发展缓慢,它可发生于任何年龄,但以青、中年男性为主,病程长达1年以上。

病因 导致慢性肾炎的原因有以下几点:①病毒、细菌感染。②在治疗疾病时,使用一些对肾脏起副作用的药物。③突然消化道出血、严重胃肠炎等,也会损害肾脏的健康。

穴位定位

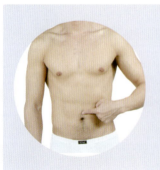

水分 位于上腹部,前正中线上,当脐中上1寸。

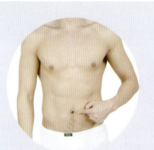

肓俞 位于腹中部,当脐中旁开0.5寸。

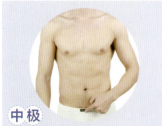

中极 位于下腹部,前正中线上,当脐中下4寸。

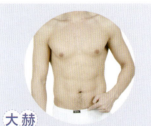

大赫 位于下腹部,当脐中下4寸,前正中线旁开0.5寸。

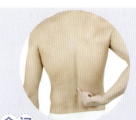

命门 位于腰部,当后正中线上,第二腰椎棘突下凹陷中。

Part 3 夫妻互刮痧，防治泌尿生殖系统疾病

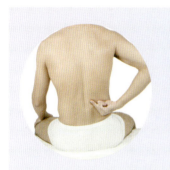

三焦俞 位于腰部，当第一腰椎棘突下，旁开1.5寸。

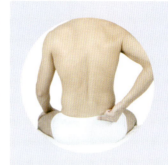

膀胱俞 位于骶部，当骶正中嵴旁1.5寸，平第二骶后孔。

刮痧方法

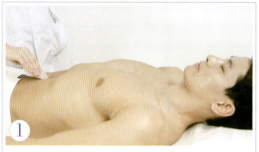

1. 涂抹适量经络油。用角刮法刮拭水分穴至肓俞穴30次，稍出痧即可。

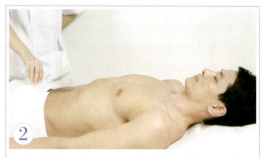

2. 涂抹适量经络油。用角刮法刮拭中极穴至大赫穴30次，力度微重，以潮红出痧为度。

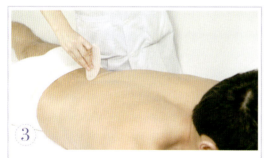

3. 涂抹适量经络油。用角刮法刮拭命门穴30次，力度轻柔，以皮肤潮红为度。

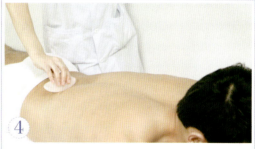

4. 涂抹适量经络油。以角刮法刮拭三焦俞穴至膀胱俞穴30次，从上到下单方向刮拭，切忌来回刮拭，以出痧为度。

膀胱炎

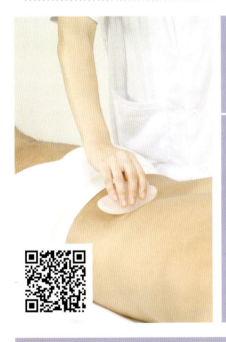

膀胱炎是泌尿系统最常见的疾病。初起表现症状轻微,仅有膀胱刺激症状,如尿频、尿急、尿痛、脓尿、血尿等,经治疗,病情会很快痊愈。膀胱炎分为急性与慢性两种,两者可互相转化。

病因 膀胱炎大多由细菌感染引起,过于劳累、受凉、长时间憋尿、性生活不洁也容易发病。

穴位定位

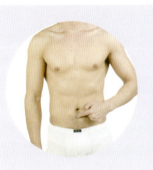

气海 位于下腹部,前正中线上,当脐中下1.5寸。

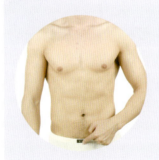

中极 位于下腹部,前正中线上,当脐中下4寸。

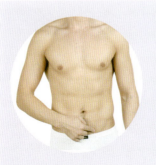

水道 位于下腹部,当脐中下3寸,距前正中线2寸。

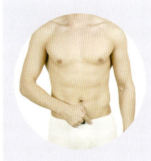

归来 位于下腹部,当脐中下4寸,距前正中线2寸。

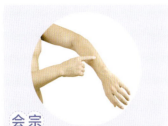

会宗
位于前臂腕背横纹上3寸，支沟尺侧，尺骨桡侧缘。

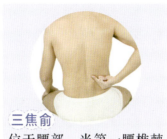

三焦俞
位于腰部，当第一腰椎棘突下，旁开1.5寸。

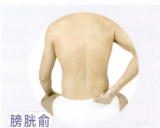

膀胱俞
位于骶部，当骶正中嵴旁1.5寸，平第二骶后孔。

刮痧方法

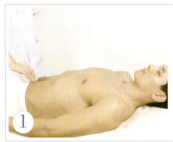

① 涂抹适量经络油。用面刮法刮拭气海穴至中极穴，刮拭15次，至潮红发热为度。

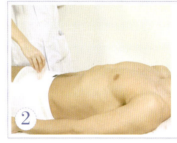

② 涂抹适量经络油。用角刮法刮拭水道穴至归来穴30次，可不出痧。

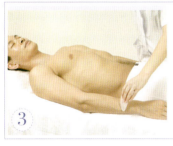

③ 涂抹适量的经络油。用角刮法刮拭上肢会宗穴30次，以出痧为度。

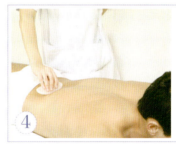

④ 涂抹适量经络油。用面刮法刮拭三焦俞穴至膀胱俞穴10~15遍，以出痧为度。

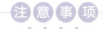

膀胱炎患者要特别注意个人卫生。

①每天在上床以前都要先洗澡，并且勤换内裤，常清洗；注意会阴部清洁，注意性生活卫生；每次排尿宜排尽，不要让膀胱有残余尿。

②不要用有香味的沐浴剂，因为这样会使膀胱的内膜受到不必要的化学物刺激。

尿道炎

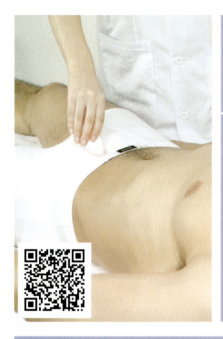

尿道炎是由于尿道损伤、尿道内异物、尿道梗阻、邻近器官出现炎症或性生活不洁等原因引起的尿道细菌感染。因女性尿道短、直，所以多见于女性患者。

病因 引起尿道炎最常见的原因有一下几点：①尿道损伤导致细菌感染。②尿道内异物可导致尿道感染。③尿道梗阻。④邻近器官炎症可蔓延到尿道。⑤不洁性生活易引起感染。

穴位定位

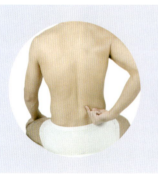

肾俞 位于腰部，当第二腰椎棘突下，旁开1.5寸。

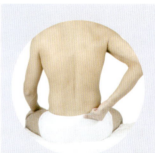

膀胱俞 位于骶部，当骶正中嵴旁开1.5寸，平第二骶后孔。

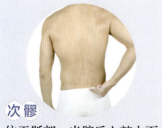

次髎 位于骶部，当髂后上棘内下方，适对第二骶后孔处。

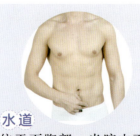

水道 位于下腹部，当脐中下3寸，距前正中线2寸。

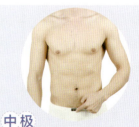

中极 位于下腹部，前正中线上，当脐中下4寸。

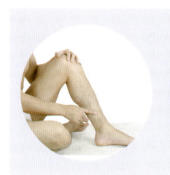

三阴交 位于小腿内侧，当足内踝尖上3寸，胫骨内侧缘后方。

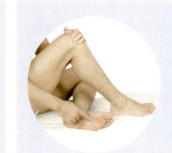

涌泉 位于足底前部凹陷，当足底二、三趾趾缝纹头端与足跟连线前1/3处。

刮痧方法

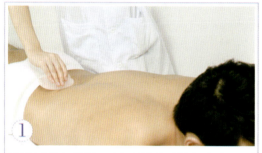

① 涂抹适量经络油。用面刮法刮拭肾俞穴，再经膀胱俞穴刮至次髎穴10～15遍，由上至下刮拭，以出痧为度。

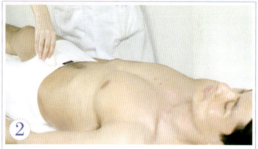

② 涂抹适量经络油。以角刮法为着力点，刮拭水道穴至中极穴，由上至下刮30次，可不出痧。

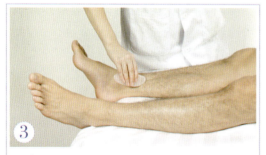

③ 涂抹适量经络油。用面刮法重刮三阴交穴30次，以出痧为度。

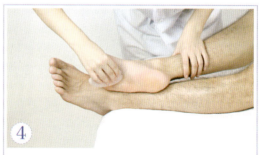

④ 涂抹适量经络油。用角刮法刮拭涌泉穴50次，力度轻柔，可不出痧。

尿潴留

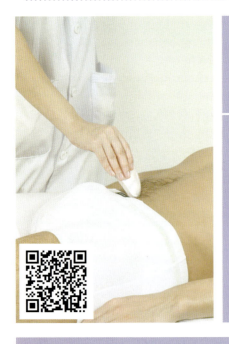

尿潴留是指膀胱内积有大量尿液而不能排出的疾病，是由于持久而严重的梗阻病变引起的排尿困难，表现为尿频、尿不尽感，下腹胀满不适，可出现充溢性尿失禁。

病因 常见的导致尿潴留的原因有以下两点：①由于各种器质性病变造成尿道或膀胱出口的机械性梗阻。②由于排尿动力障碍所致的动力性梗阻，常见原因为中枢和周围神经系统病变。

穴位定位

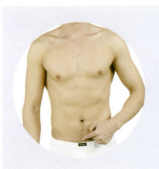

关元 位于下腹部，前正中线上，当脐中下3寸。

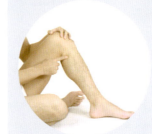

阴陵泉 位于小腿内侧，当胫骨内侧髁后下方凹陷处。

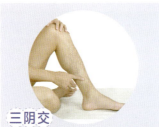

三阴交 位于小腿内侧，当足内踝尖上3寸，胫骨内侧缘后方。

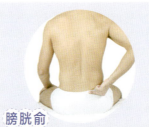

膀胱俞 位于骶部，当骶正中嵴旁1.5寸，平第二骶后孔。

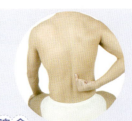

脾俞 位于背部，当第十一胸椎棘突下，旁开1.5寸。

刮痧方法

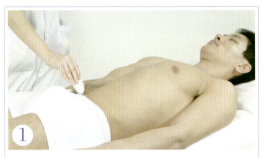

1 涂抹适量经络油。用角刮法刮拭腹部的关元穴，做回旋揉动30次，至皮肤发红，皮下紫色痧斑、痧痕形成为止。

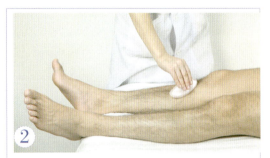

2 涂抹适量经络油。用面刮法刮拭阴陵泉穴至三阴交穴，自上而下刮拭，至皮肤发红，出痧为止。

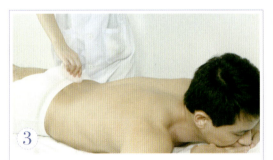

3 涂抹适量经络油。用角刮法刮拭膀胱俞穴30次，力度偏重，以出痧为度。

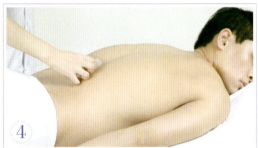

4 涂抹适量经络油。用面刮法由里向外刮拭脾俞穴2分钟，刮拭的速度自然平稳，力度偏重，以出痧为度。

注意事项

若尿潴留是因情绪紧张或焦虑所致，则要安慰病人，消除紧张和焦虑情绪，采取各种方法诱导病人精神上放松。指导病人养成定时排尿的习惯。

热敷下腹部及用手按摩下腹部，可放松肌肉，促进排尿。切记：不可强力按压，以防膀胱破裂。

早泄

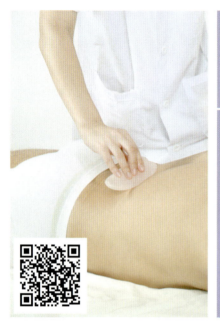

早泄是最常见的男性性功能障碍，发病率占成年男子的1/3以上。主要表现为在阴茎进入阴道之前，或进入阴道中短时间内，在女性尚未达到性高潮时，提早出现了射精的情况。

病因 中医认为早泄多由于房劳过度或频犯手淫，导致肾精亏耗，肾阴不足，相火偏亢，或体虚羸弱，虚损遗精日久，肾气不固，导致肾阴阳俱虚所致。

穴位定位

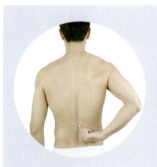

命门 位于腰部，当后正中线上，第二腰椎棘突下凹陷中。

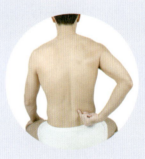

肾俞 位于腰部，当第二腰椎棘突下，旁开1.5寸。

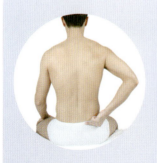

膀胱俞 在骶部，当骶正中嵴旁1.5寸，平第二骶后孔。

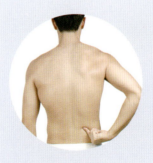

志室 位于腰部，当第二腰椎棘突下，旁开3寸。

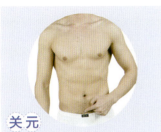

关元 位于下腹部，前正中线上，当脐中下3寸。

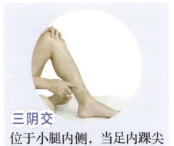

三阴交 位于小腿内侧，当足内踝尖上3寸，胫骨内侧缘后方。

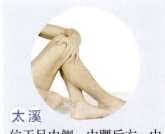

太溪 位于足内侧，内踝后方，内踝尖与跟腱之间的凹陷处。

刮痧方法

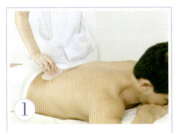

1 涂抹适量经络油。以面刮法从命门穴经肾俞穴刮拭至志室穴，再刮至膀胱俞穴10~15遍，出痧为度。

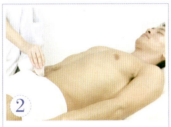

2 涂抹适量经络油。将刮痧板角部依附在关元穴表面，做回旋揉动30次，力度适中，以出痧为度。

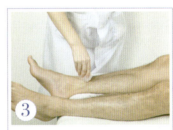

3 涂抹适量经络油。用角刮法重刮三阴交穴至太溪穴，以出痧为度。

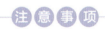

早泄严重影响夫妻生活，所以要积极治疗和预防。

①要积极接受婚前性教育和性指导，掌握一些性解剖及性生活知识，了解和掌握正常的性交方法和性反应过程方面的知识。

②不宜过度节制性生活。

③禁止手淫，节制房事，避免剧烈的性欲冲动，避免用重复性交的方式来延长第二次性交时间。

④不要草率地滥服"壮阳药"。

阳痿

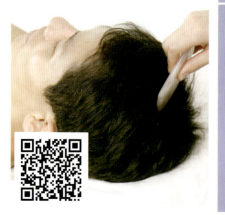

阳痿即勃起功能障碍，也是常见的男性性功能障碍之一。是指在企图性交时，阴茎勃起硬度不足以插入阴道，或阴茎勃起硬度维持时间不足以完成满意的性生活。

病因 阳痿的病因可分为器质性病因和心理性病因两方面。器质性病因包括各种导致阴茎海绵体动脉血流减少的疾病，如神经中枢损伤，内分泌疾患，慢性病长期服用某些药物等。

穴位定位

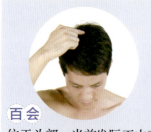

百会
位于头部，当前发际正中直上5寸，两耳尖连线中点处。

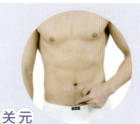

关元
位于下腹部，前正中线上，当脐中下3寸。

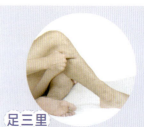

足三里
位于小腿前外侧，犊鼻下3寸，距胫骨前缘一横指。

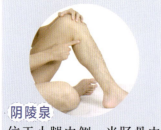

阴陵泉
位于小腿内侧，当胫骨内侧髁后下方凹陷处。

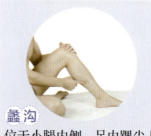

蠡沟
位于小腿内侧，足内踝尖上5寸，胫骨内侧面的中央。

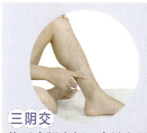

三阴交
位于小腿内侧，当足内踝尖上3寸，胫骨内侧缘后方。

Part 3 夫妻互刮痧，防治泌尿生殖系统疾病

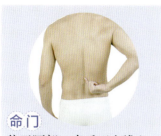
命门
位于腰部，当后正中线上，第二腰椎棘突下凹陷中。

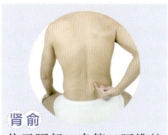
肾俞
位于腰部，当第二腰椎棘突下，旁开1.5寸。

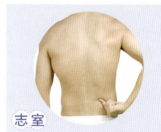
志室
位于腰部，第二腰椎棘突下，旁开3寸。

刮痧方法

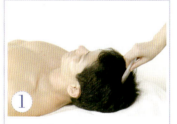
① 以刮痧板厚棱角面侧为着力点，刮拭百会穴20次，力度适中。

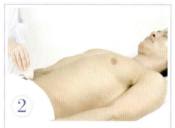
② 涂抹适量经络油。用角刮法刮拭关元穴，做回旋揉动30次，力度适中，以出痧为度。

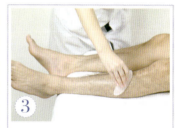
③ 涂抹适量经络油。用面刮法重刮足三里穴30次，至皮下紫色痧斑、痧痕形成为止。

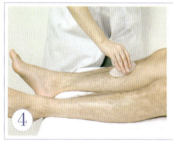
④ 涂抹适量经络油。用面刮法刮拭阴陵泉穴至蠡沟穴再到三阴交穴10~15遍。

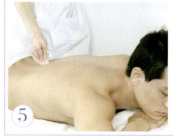
⑤ 涂抹适量经络油。用面刮法从命门穴经肾俞穴刮拭至志室穴，刮拭10~15遍。

注意事项

阳痿患者应合理膳食，避免高脂食物，少饮白酒，多食蔬菜及含蛋白质丰富的食品。减少食用对性功能有影响的药物，避免药物性阳痿的发生。

遗精

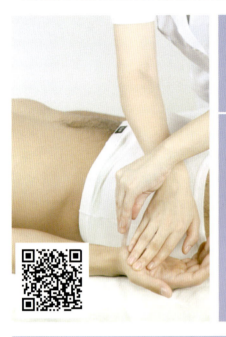

遗精是指男子青春期后不因性交或自慰而发生的精液自行外泄。西医认为遗精仅有个别情况是某些疾病（例如慢性前列腺炎、神经衰弱等）引起，通常不是病，而中医学则将遗精视为疾病。

病因 一般来说，如果思想过分注意在性的问题上，或受到了性刺激，使大脑皮质持续存在性兴奋，则极易诱发遗精。过度自慰，冬天被子太厚、太重等也会导致遗精。

穴位定位

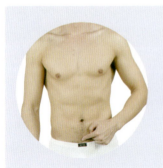

关元 位于下腹部，前正中线上，当脐中下3寸。

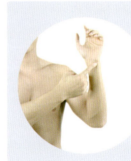

神门 位于腕部，腕掌侧横纹尺侧端，尺侧腕屈肌腱的桡侧凹陷处。

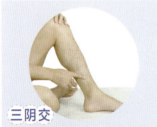

三阴交 位于小腿内侧，当足内踝尖上3寸，胫骨内侧缘后方。

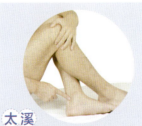

太溪 位于足内侧，内踝后方，内踝尖与跟腱之间的凹陷处。

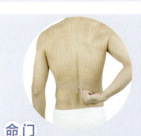

命门 位于腰部，当后正中线上，第二腰椎棘突下凹陷中。

刮痧方法

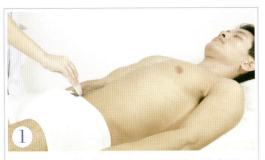

1. 涂抹适量经络油。用角刮法刮拭下腹部关元穴，并做回旋揉动30次，力度适中，以出痧为度。

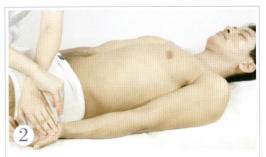

2. 涂抹适量经络油。用角刮法刮拭腕部神门穴30次，力度适中，以皮肤潮红为度。

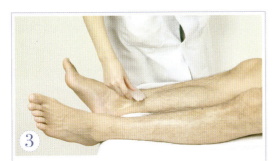

3. 涂抹适量经络油。用角刮法重刮小腿内侧三阴交穴至太溪穴30次，力度微重，以出痧为度。

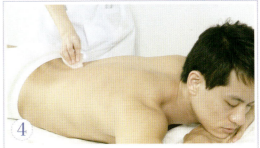

4. 涂抹适量经络油。用角刮法从上向下刮拭命门穴2分钟，力度适中，以出痧为度。

①应养成良好的生活起居习惯，保持心情舒畅，积极参加健康的体育活动，排除杂念。

②节制性欲，戒除频繁手淫习惯，还要避免接触色情书刊影片，防止过度疲劳及精神紧张。

③睡前可用温热水洗脚，并搓揉脚底。

④睡眠时，养成侧卧习惯，被子不要盖得太厚、太暖，内裤不宜过紧。

阴囊潮湿

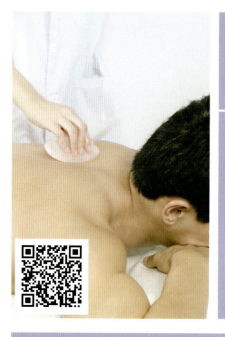

阴囊潮湿是指由于脾虚肾虚、药物过敏、前列腺炎、真菌滋生等原因引起的男性阴囊糜烂、潮湿、瘙痒等症状,是一种男性特有的皮肤病。可分为急性期、亚急性期、慢性期三个过程。

病因 阴囊潮湿属于慢性前列腺炎的典型临床表现,常因慢性前列腺炎导致的植物神经功能紊乱所造成。中医认为,风邪、湿邪、热邪、血虚、虫淫等为致病的主要原因。

穴位定位

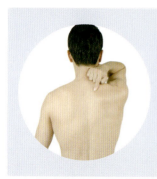

肺俞 位于背部,当第三胸椎棘突下,旁开1.5寸。

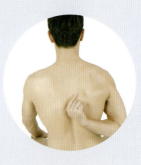

心俞 位于背部,当第五胸椎棘突下,旁开1.5寸。

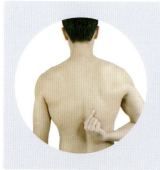

肝俞 位于背部,当第九胸椎棘突下,旁开1.5寸。

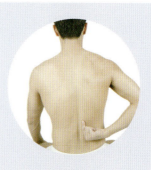

脾俞 位于背部,当第十一胸椎棘突下,旁开1.5寸。

Part 3 夫妻互刮痧，防治泌尿生殖系统疾病

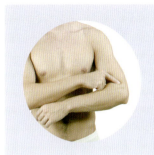

曲池 位于肘横纹外侧，屈肘，尺泽与肱骨外上髁连线中点。

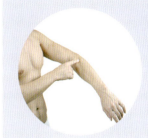

手三里 位于前臂背面桡侧，阳溪与曲池连线上，肘横纹下2寸。

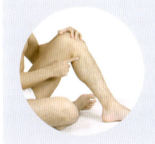

阴陵泉 位于小腿内侧，胫骨内侧髁后下方的凹陷处。

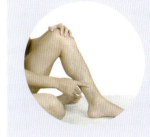

三阴交 位于小腿内侧，当足内踝尖上3寸，胫骨内侧缘后方。

刮痧方法

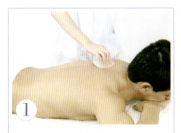

① 涂抹适量经络油。用面刮法刮拭肺俞穴至脾俞穴，途经心俞穴、肝俞穴，操作10~15遍，以出痧为度。

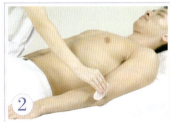

② 涂抹适量经络油。用面刮法刮拭曲池穴至手三里穴，由上往下，刮拭30次，以出痧为度。

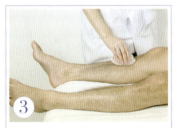

③ 涂抹适量经络油。用面刮法刮拭阴陵泉穴至三阴交穴30次，力度适中，稍出痧即可。

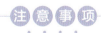

注意事项

①内裤宜宽松舒适，最好为纯棉制品，不要穿过紧的内裤。及时换洗内裤，尤其是运动后，要及时清洁换洗内裤。

②饮食上，多食新鲜的蔬菜和水果，不吃或少吃辛辣之品。

前列腺炎

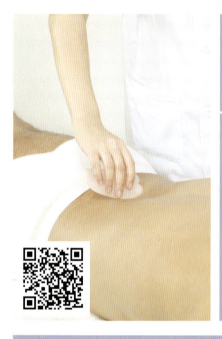

前列腺炎是男性生殖系统的常见病，是社会上成年男性常见病之一，是由多种复杂原因和诱因引起的前列腺的炎症。多发于出租车司机及久坐不动的人群。

病因 引起前列腺炎的原因包括：前列腺结石或前列腺增生、淋菌性尿道炎等疾病，经常性酗酒，受凉，邻近器官炎性病变，支原体、衣原体、脲原体、滴虫等非细菌性感染都可能致病。

穴位定位

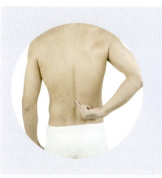

命门 位于腰部，当后正中线上，第二腰椎棘突下凹陷中。

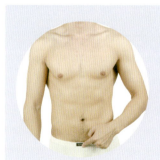

中极 位于下腹部，前正中线上，当脐中下4寸。

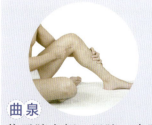

曲泉 位于膝内侧，屈膝，当膝关节内侧面横纹内侧端。

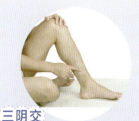

三阴交 位于小腿内侧，当足内踝尖上3寸，胫骨内侧缘后方。

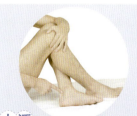

太溪 位于足内侧，内踝后方，内踝尖与跟腱之间的凹陷处。

Part 3 夫妻互刮痧，防治泌尿生殖系统疾病

刮痧方法

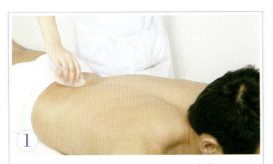
1 涂抹适量经络油。用角刮法刮拭命门穴30次，力度适中，以皮肤潮红为度。

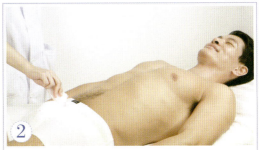
2 涂抹适量经络油。用角刮法刮拭中极穴30次，由上至下，力度适中，以皮肤潮红为度。

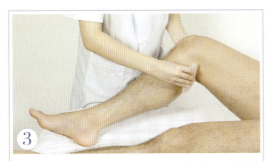
3 涂抹适量经络油。用面刮法从上向下刮拭曲泉穴至三阴交穴10~15遍，力度稍重，以出痧为度。

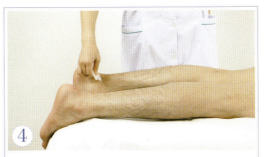
4 涂抹适量经络油。用角刮法刮拭太溪穴2分钟，力度轻柔，可不出痧。

注意事项

成年男性患前列腺炎的几率还是比较大的，若不加以防范或治疗会进一步导致早泄，严重的会导致阳痿。

①患有前列腺炎的患者要注意戒烟、酒，少食辛辣肥甘之品，少饮咖啡，少食柑橘、橘汁等酸性强的食品，并少食白糖及精制面粉。建议多食新鲜水果、蔬菜、粗粮及大豆制品。

②要适量运动，保持心态平和。

不育症

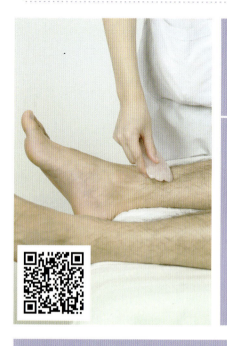

生育的基本条件是要具有正常的性功能和能与卵子结合的正常精子。不育症指正常育龄夫妇婚后有正常性生活，长期不避孕，却未生育。在已婚夫妇中发生不育者有15%，单纯男性因素为30%左右。

病因 男性多由于男性内分泌疾病、生殖道感染、男性性功能障碍等引起。

穴位定位

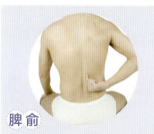

脾俞
位于背部，当第十一胸椎棘突下，旁开1.5寸。

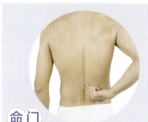

命门
位于腰部，当后正中线上，第二腰椎棘突下凹陷中。

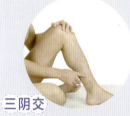

三阴交
位于小腿内侧，当足内踝尖上3寸，胫骨内侧缘后方。

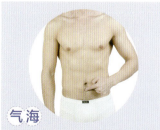

气海
位于下腹部，前正中线上，当脐中下1.5寸。

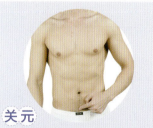

关元
位于下腹部，前正中线上，当脐中下3寸。

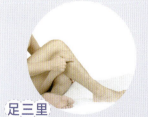

足三里
位于小腿前外侧，当犊鼻下3寸，距胫骨前缘一横指。

刮痧方法

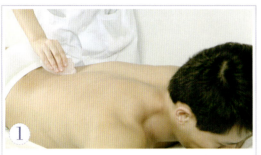

1. 涂抹适量经络油。用面刮法刮拭脾俞穴至命门穴10～15遍,以出痧为度。

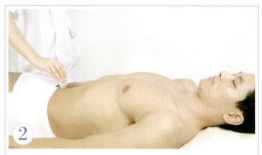

2. 涂抹适量经络油。用角刮法刮拭气海穴到关元穴2分钟,刮拭的速度自然平稳,力度适中,以出痧为度。

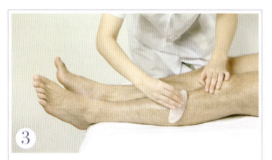

3. 涂抹适量经络油。用面刮法刮拭足三里穴2分钟,灵活地利用腕力、臂力进行刮拭,用力均匀适中,以出痧为度。

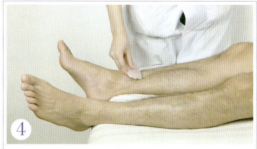

4. 涂抹适量经络油。用角刮法重刮三阴交穴30次,至出现痧痕为止。

注意事项

长期饮酒过量或抽烟过度容易造成男性阳痿、生殖系统功能异常,甚至会因精子质量异常导致不育或怀胎异常。营养不良会造成蛋白质与维生素、微量元素的不足,造成精子数量与质量上的异常,亦同样会引起男性不育症。故妻子备孕时,丈夫也应该做相应的备孕工作,戒烟、戒酒,补充营养。

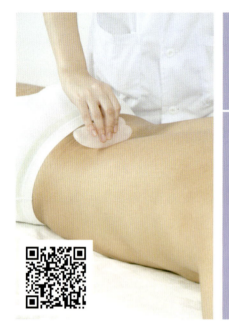

性冷淡

性冷淡，通俗地讲就是对性生活无兴趣，性欲缺乏或减退。具体是指由于疾病、精神、年龄等因素导致的性欲缺乏，即对性生活缺乏兴趣的一种现象。

病因 导致性冷淡的原因分为精神因素，包括工作压力大，脑力劳动过度，禁欲等；器质性因素，包括多数慢性疾病等；药物因素，如服用抗组织胺药、大麻、利血平等有降低性欲的药物。

穴位定位

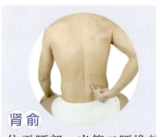

肾俞 位于腰部，当第二腰椎棘突下，旁开1.5寸。

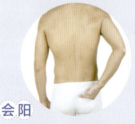

会阳 位于骶部，尾骨端旁开0.5寸。

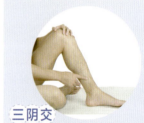

三阴交 位于小腿内侧，当足内踝尖上3寸，胫骨内侧缘后方。

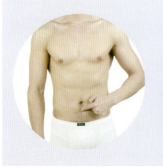

气海 位于下腹部，前正中线上，当脐中下1.5寸。

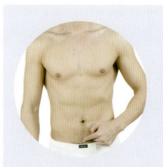

关元 位于下腹部，前正中线上，当脐中下3寸。

刮痧方法

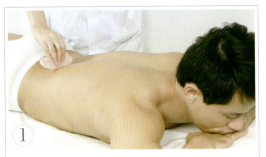

① 涂抹适量经络油。用面刮法刮拭肾俞穴,力度适中,时间2~3分钟,至皮下紫色痧斑、痧痕形成为止。

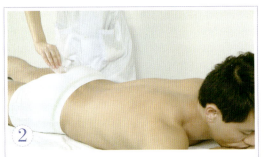

② 涂抹适量经络油。用角刮法刮拭会阳穴,力度适中,时间2~3分钟,至皮下紫色痧斑、痧痕形成为止。

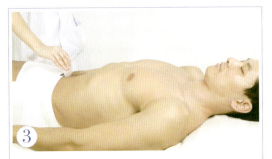

③ 涂抹适量经络油。用角刮法刮拭气海穴到关元穴30次,力度适中,以出痧为度。

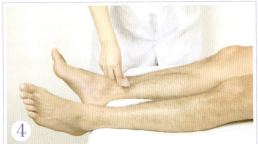

④ 涂抹适量经络油。用角刮法刮拭小腿内侧三阴交穴30次,力度微重,以出痧为度。

注意事项

性冷淡容易破坏夫妻间感情,患者要调整心态,遇到烦恼忧伤之事,应冷静思考,不应长期背上精神负担;避免不良生活习惯;避免不健康的饮食习惯,减少应酬;避免酗酒,控制饮食;定期检查,排除各种影响性欲的疾病;多参加一些体育活动,调节情绪或改善神经、体液失常状态;保证充足的睡眠,积极减肥。

带下病

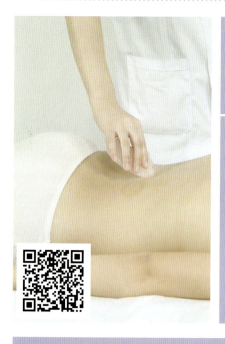

正常白带是女子阴道内分泌的无色、无臭的液体,主要起润滑和防御作用。带下病是以带下量多,或色、质、气味发生异常为主要表现的妇科常见病证。临床以白带、黄带、赤白带为多见。

病因 女子若不注意经期及婚后性生活的卫生,常会引起滴虫、真菌、化脓性细菌(包括淋球菌)的感染导致生殖系统局部炎症,肿瘤或体虚等原因均可引起白带异常。

穴位定位

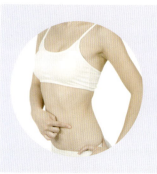

带脉 位于第十一肋端直下,与脐相平处。

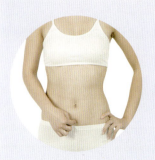

关元 位于下腹部,前正中线上,当脐中下3寸。

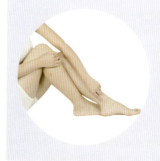

太溪 位于足内侧,内踝后方,内踝尖与跟腱之间的凹陷处。

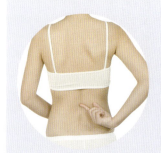

命门 位于腰部,当后正中线上,第二腰椎棘突下凹陷处。

Part 3 夫妻互刮痧，防治泌尿生殖系统疾病

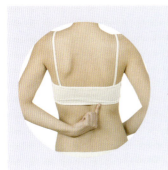

脾俞 位于背部，当第十一胸椎棘突下，旁开1.5寸。

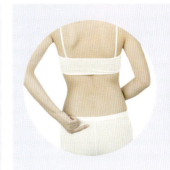

次髎 位于骶部，当髂后上棘内下方，适对第二骶后孔处。

刮痧方法

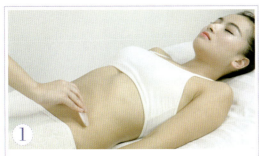

① 涂抹适量经络油。用角刮法横刮带脉穴30次，用力平稳，逐渐加重，以潮红出痧为度。

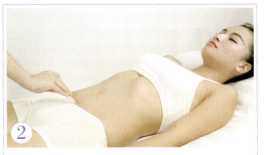

② 涂抹适量经络油。用角刮法从关元穴刮至下腹部，力度轻柔，刮拭30次，以潮红出痧为度。

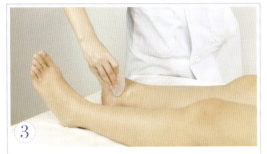

③ 涂抹适量经络油。用角刮法刮拭太溪穴30次，从上往下刮拭，手法连贯，刮至潮红出痧为度。

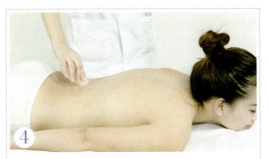

④ 涂抹适量经络油。用角刮法自上往下刮拭脾俞穴、命门穴、次髎穴各30次，以潮红出痧为度。

月经不调

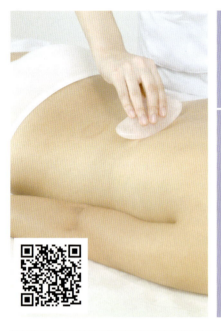

月经不调是妇科常见病，也称月经失调，是指月经的周期、经色、经量、经质发生了改变。如垂体前叶或卵巢功能异常，就会发生月经不调。

病因 导致月经不调的最主要因素就是情绪异常，如长期精神压抑、生闷气或遭受重大精神刺激和心理创伤等，都可导致月经失调。其次是寒冷刺激、节食等都会导致月经失调。

穴位定位

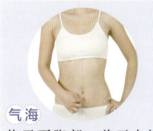

气海
位于下腹部，前正中线上，当脐中下1.5寸。

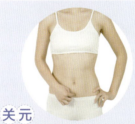

关元
位于下腹部，前正中线上，当脐中下3寸。

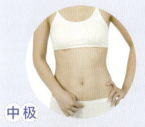

中极
位于下腹部，前正中线上，当脐中下4寸。

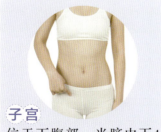

子宫
位于下腹部，当脐中下4寸，中极旁开3寸。

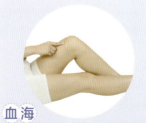

血海
屈膝，位于大腿内侧，髌底内侧端上2寸。

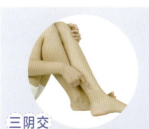

三阴交
位于小腿内侧，当足内踝尖上3寸，胫骨内侧缘后方。

Part 3 夫妻互刮痧，防治泌尿生殖系统疾病

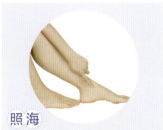
照海
位于足内侧，内踝尖下方凹陷处。

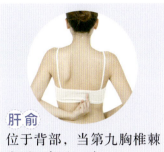
肝俞
位于背部，当第九胸椎棘突下，旁开1.5寸。

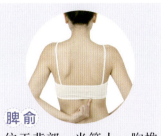
脾俞
位于背部，当第十一胸椎棘突下，旁开1.5寸。

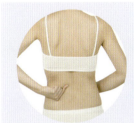
三焦俞
位于腰部，当第一腰椎棘突下，旁开1.5寸。

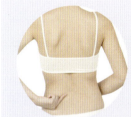
肾俞
位于腰部，当第二腰椎棘突下，旁开1.5寸。

刮痧方法

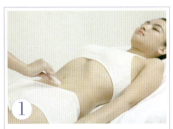
① 涂抹适量经络油。从气海穴开始刮至关元穴、中极穴、子宫穴，动作应连续，力度由轻渐重，重复20～30次。

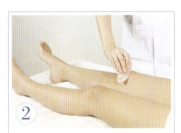
② 涂抹适量经络油。从血海穴经三阴交穴刮至照海穴，要从上往下刮拭，重复20～30次，以出痧为度。

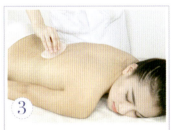
③ 涂抹适量经络油。用面刮法从肝俞穴开始经脾俞、三焦俞穴刮至肾俞穴，重复20～30次。

注意事项

长期月经不调，严重的会导致闭经，会使女性朋友过早衰老，所以女性月经不调要及早医治。另外，要注意经期及性生活卫生，防止经、产期间上行感染，积极预防和治疗可能引起经血潴留的疾病；经期应注意保暖，忌寒、凉、生、冷刺激，防止寒邪侵袭。

痛经

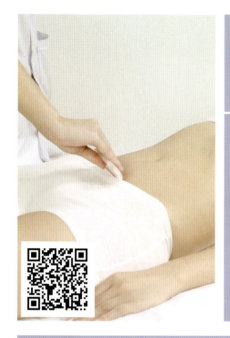

痛经指的是在月经来潮时出现小腹部痉挛性疼痛，多见于青春期少女、未婚及已婚未育的女性，此种痛经在正常分娩后可缓解或消失。通常情况下，痛经可分为原发性痛经与继发性痛经两种。

病因 痛经的发病原因常与精神因素、内分泌及生殖器局部病变有关。中医认为与冲任不调、寒凝血瘀或肝血亏虚等因素有关。

穴位定位

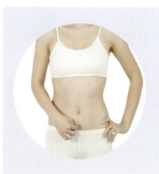

关元 位于下腹部，前正中线上，当脐中下3寸。

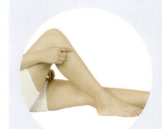

足三里 位于小腿前外侧，当犊鼻下3寸，距胫骨前缘一横指（中指）。

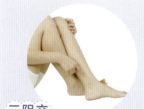

三阴交 位于小腿内侧，当足内踝尖上3寸，胫骨内侧缘后方。

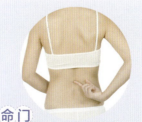

命门 位于腰部，当后正中线上，第二腰椎棘突下凹陷中。

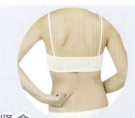

肾俞 位于腰部，当第二腰椎棘突下，旁开1.5寸。

刮痧方法

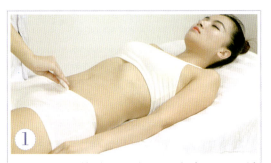

① 涂抹适量经络油。用角刮法自上而下刮拭关元穴30次,以出痧为度。

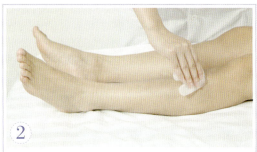

② 涂抹适量经络油。用角刮法刮拭足三里穴30次,刮拭的速度自然平稳,以皮肤潮红出痧为度。

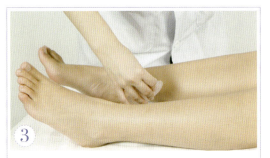

③ 涂抹适量经络油。用角刮法刮拭三阴交穴30次,以皮肤潮红出痧为度。

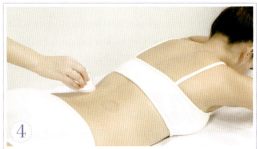

④ 涂抹适量经络油。用角刮法刮拭命门穴至肾俞穴30次,从内到外,单方向刮拭,切忌来回刮拭。

注意事项

痛经患者,在经前或经后要注意多饮温开水,经期要保证充足的睡眠,禁止剧烈运动,以免发生经血过多或经闭不潮;痛经患者应避免一切生冷、不易消化和刺激性食物,如辣椒、生葱、生蒜、胡椒、烈性酒、咖啡、茶、可乐、巧克力等;月经期间避免感受风寒,忌冒雨涉水,避免过重的体力劳动,并注意调节情志,消除恐惧、焦虑等情绪。

崩漏

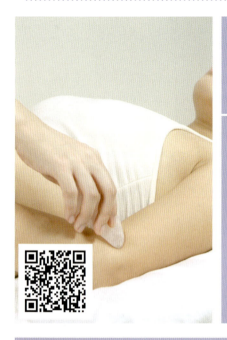

崩漏是指妇女非周期性子宫出血，其发病急骤，暴下如注，大量出血者为"崩"；病势缓，出血量少，淋漓不绝者为"漏"。崩与漏虽出血情况不同，但在发病过程中两者常互相转化。

病因 由情志抑郁、操劳过度、产后或流产后起居饮食不慎、房事不节等引起冲任二脉功能失调而致。

穴位定位

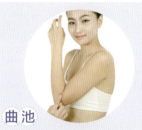

曲池
位于肘横纹外侧，屈肘，尺泽与肱骨外上髁连线中点。

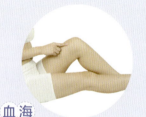

血海
屈膝，位于大腿内侧，髌底内侧端上2寸。

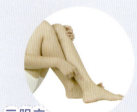

三阴交
位于小腿内侧，当足内踝尖上3寸，胫骨内侧缘后方。

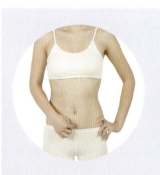

关元
位于下腹部，前正中线上，当脐中下3寸。

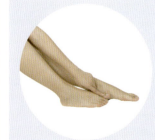

大敦
位于足大趾末节外侧，距趾甲角0.1寸（指寸）。

刮痧方法

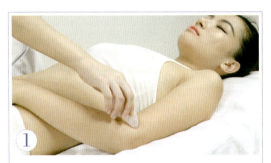

① 涂抹适量经络油。用角刮法施以旋转回环的连续刮拭动作,刮拭曲池穴30次,以出痧为度。

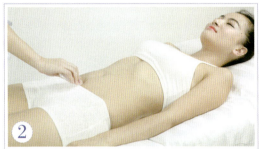

② 涂抹适量经络油。用角刮法刮拭关元穴2分钟,以出痧为度。

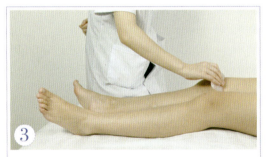

③ 涂抹适量经络油。用面刮法从血海穴刮至三阴交穴30次,以出痧为度。

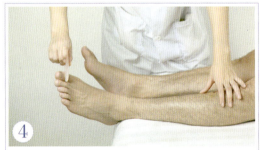

④ 涂抹适量经络油。用角刮法刮拭大敦穴50次,以出痧为度。

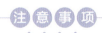

注意事项

①患有崩漏的女性要严禁房事,外阴保持清洁,毛巾、盆具要消毒。

②崩漏停止后仍要进行体质调理性治疗,预防反复。

③山楂、桃子、蟹、酒、辛辣食品有活血刺激作用,不宜食用。

④石榴、莲子肉、芡实、榛子、胡桃肉、藕、龟肉有补脾肾固经血作用,可以适量辅助食用。

子宫脱垂

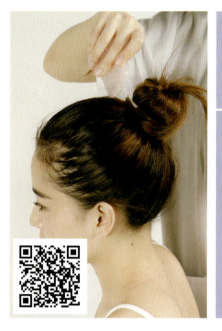

子宫脱垂又名子宫脱出，本病是指子宫从正常位置沿阴道向下移位。常见症状为腹部下坠、腰酸。严重者会出现排尿困难，或尿频、尿潴留、尿失禁及白带多等症状。

病因 因支托子宫及盆腔脏器之组织损伤或失去支托力，以及骤然或长期增加腹压所致。

穴位定位

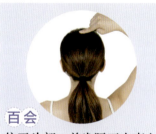

百会
位于头部，前发际正中直上5寸，两耳尖连线中点处。

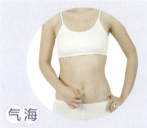

气海
位于下腹部，前正中线上，当脐中下1.5寸。

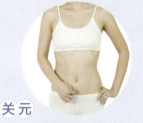

关元
位于下腹部，前正中线上，当脐中下3寸。

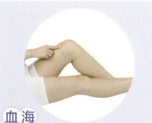

血海
屈膝，位于大腿内侧，髌底内侧端上2寸。

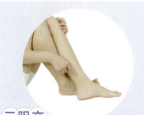

三阴交
位于小腿内侧，当足内踝尖上3寸，胫骨内侧缘后方。

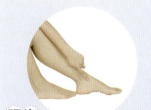

照海
位于足内侧，内踝尖下方凹陷处。

Part 3 夫妻互刮痧，防治泌尿生殖系统疾病

刮痧方法

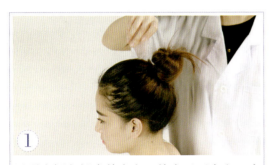

① 用刮痧板角部为着力点，着力于百会穴，由浅入深缓慢地刮压30次，以百会穴有明显酸麻胀痛感为度。

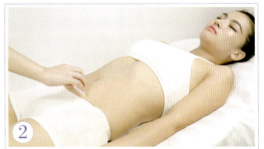

② 涂抹适量经络油。用面刮法从气海穴刮至关元穴，重复20～30次，刮至不再出现新痧为止。

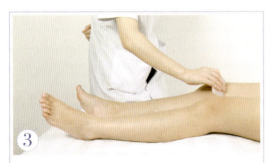

③ 涂抹适量经络油。用面刮法刮拭血海穴至三阴交穴，从上往下刮拭，重复20～30次，以出痧为度。

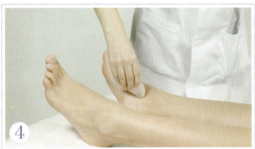

④ 涂抹适量经络油。用角刮法刮拭照海穴1分钟，力度轻柔。

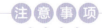

注意事项

①注意卧床休息，睡时宜垫高臀部或脚部，抬高两块砖的高度。

②产后不要过早下床活动，特别不能过早地参加重体力劳动。

③避免长期站立或下蹲、屏气等增加腹压的动作。

④保持大小便的通畅。

⑤及时治疗慢性气管炎、腹泻等增加腹压的疾病。

⑥适当进行身体锻炼，提高身体素质。

慢性盆腔炎

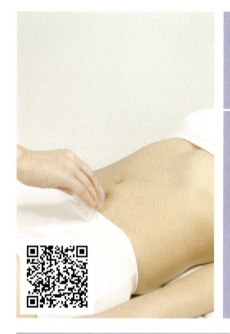

慢性盆腔炎指的是女性内生殖器官、周围结缔组织及盆腔腹膜发生的慢性炎症，反复发作，经久不愈。常因为急性炎症治疗不彻底或因患者体质差，病情迁延所致。

病因 常因为急性炎症治疗不彻底、衣原体感染、下生殖道感染、性生活不洁或因患者体质差，病情迁延所致。

穴位定位

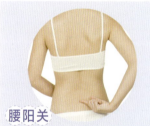

腰阳关 位于腰部，当后正中线上，第四腰椎棘突下凹陷中。

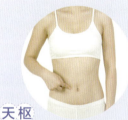

天枢 位于腹中部，距脐中2寸。

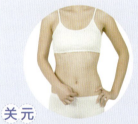

关元 位于下腹部，前正中线上，当脐中下3寸。

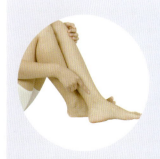

三阴交 位于小腿内侧，当足内踝尖上3寸，胫骨内侧缘后方。

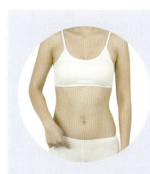

子宫 位于下腹部，当脐中下4寸，中极旁开3寸。

刮痧方法

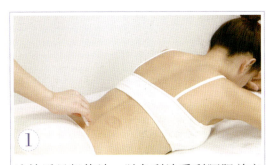

1. 涂抹适量经络油。以角刮法重刮腰阳关穴30次，至皮肤发红，皮下紫色痧斑、痧痕形成为止。

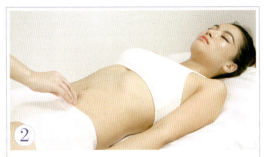

2. 涂抹适量经络油。以刮痧板面侧为着力点，用面刮法从天枢穴刮至关元穴30次，至皮肤发红、出痧为止。

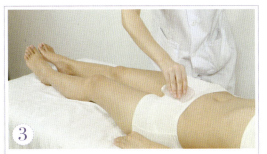

3. 用面刮法刮拭子宫穴2分钟，力度轻柔，可逐渐加大力度，以患者能够承受为宜。

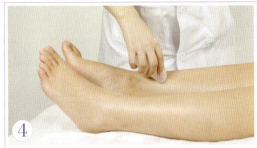

4. 涂抹适量经络油。用角刮法刮拭三阴交穴，并以刮痧板角部为着力点，施以旋转回环的连续刮拭动作30次，以出痧为度。

注意事项

慢性盆腔炎患者患病期间应忌食辛辣刺激性食物，因为酒、浓茶、咖啡、辣椒等这类食物能刺激炎症病灶，促使局部充血，加重病情。

患者应加强经期、产后、流产后的个人卫生。勤换内裤、床单及卫生巾，尽量选择棉质内裤。

保持会阴部清洁、干燥，每晚用清水清洗外阴，患病期间禁止盆浴。

不孕症

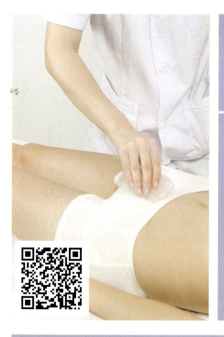

不孕症是指夫妇同居而未避孕，经过较长时间不怀孕者。临床上分原发性不孕和继发性不孕两种。同居3年以上未受孕者，称原发性不孕；婚后曾有过妊娠，相距3年以上未受孕者，称继发性不孕。

病因 不孕可由很多因素引起，包括外阴阴道因素、宫颈因素、输卵管因素、子宫因素、卵巢因素、排卵障碍、心理因素。多由于流产、妇科疾病、压力大和减肥等引起。

穴位定位

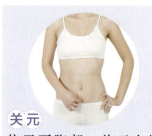

关元
位于下腹部，前正中线上，当脐中下3寸。

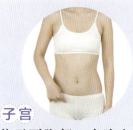

子宫
位于下腹部，当脐中下4寸，中极旁开3寸。

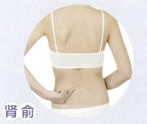

肾俞
位于腰部，当第二腰椎棘突下，旁开1.5寸。

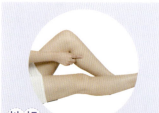

地机
位于小腿内侧，内踝尖与阴陵泉连线上，阴陵泉下3寸。

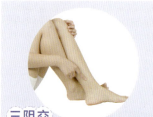

三阴交
位于小腿内侧，当足内踝尖上3寸，胫骨内侧缘后方。

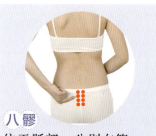

八髎
位于骶部，分别在第一、二、三、四骶后孔中。

刮痧方法

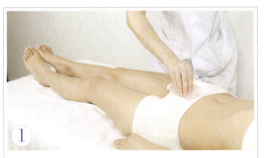

1 以刮痧板角部为着力点，分别着力于关元穴和子宫穴，用面刮法均匀持续而轻柔地旋转按压各20次。

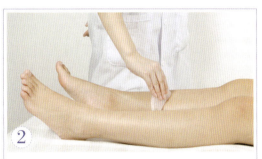

2 涂抹适量经络油。用面刮法刮拭地机穴至三阴交穴，从上到下单方向刮拭，切忌来回刮拭，刮拭20～30次。

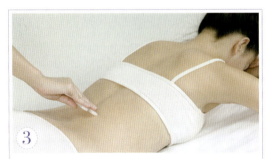

3 涂抹适量经络油。用面刮法刮拭肾俞穴，刮拭2分钟，以皮肤出痧为度。

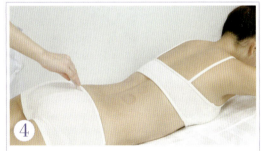

4 用面刮法刮拭八髎穴3分钟，刮拭的速度自然平稳，刮至局部出现痧点或微紫红斑块为止。

注意事项

①要增强自我保护意识，减少不孕症的发生。从事影响生育工作者需要做好相应的防护措施。

②平时应注意控制房事，避免过于频繁。节制性生活非常有利于孕育种子，对于预防不孕是非常重要的。

③要保持良好的心理状态，不要过分紧张和忧虑。平时要保持愉悦的心情，从个方面培养自己的兴趣。

产后腹痛

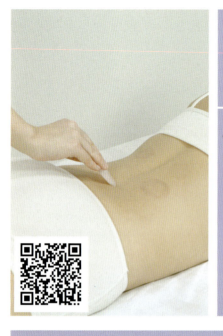

产后腹痛是指女性分娩后下腹部疼痛，属于分娩后的一种正常现象，一般疼痛持续2～3天，而后自然消失。若超过一周连续腹痛，伴有恶露量增多、血块、臭味等，预示为盆腔内有炎症。

病因 子宫收缩时，引起血管缺血，组织缺氧，神经纤维受压，所以产妇会感到腹痛。产后腹痛主要是气血运行不畅，迟滞而痛，有虚实之分。

穴位定位

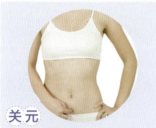

关元
位于下腹部，前正中线上，当脐中下3寸。

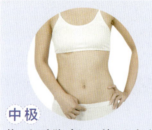

中极
位于下腹部，前正中线上，当脐中下4寸。

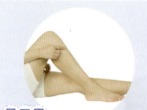

足三里
位于小腿前外侧，犊鼻下3寸，距胫骨前缘一横指。

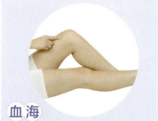

血海
屈膝，位于大腿内侧，髌底内侧端上2寸。

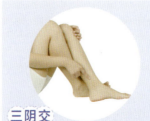

三阴交
位于小腿内侧，当足内踝尖上3寸，胫骨内侧缘后方。

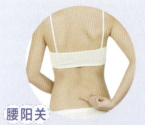

腰阳关
位于腰部，当后正中线上，第四腰椎棘突下凹陷中。

刮痧方法

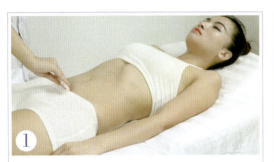

① 涂抹适量经络油。用面刮法刮拭关元穴至中极穴30次，灵活地利用腕力、臂力进行刮拭，用力均匀适中，以出痧为度。

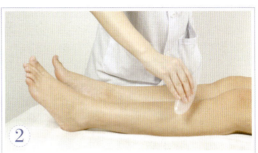

② 涂抹适量经络油。用面刮法刮拭足三里穴30次，力度适中，以潮红出痧为度。

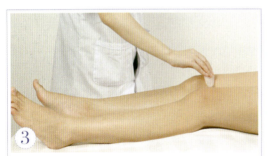

③ 涂抹适量经络油。用面刮法刮拭血海穴至三阴交穴30次，力度微重，以出痧为度。

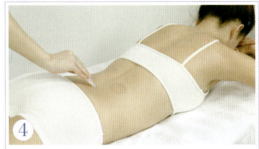

④ 涂抹适量经络油。用角刮法刮拭腰阳关穴30次，力度适中，稍出痧即可，不可强求出痧量的多少，避免皮下出血。

注意事项

①如果腹痛较重并伴高热（39℃以上）、恶露秽臭、色暗的，不宜自疗，应速送医院诊治。

②饮食宜清淡，少吃生冷食物。山芋、黄豆、蚕豆、豌豆、零食、牛奶、白糖等容易引起胀气的食物，也以少食为宜。

③保持大便畅通，便质以偏烂为宜。

④产妇不要卧床不动，应及早下床活动，并按照体力渐渐增加活动量。

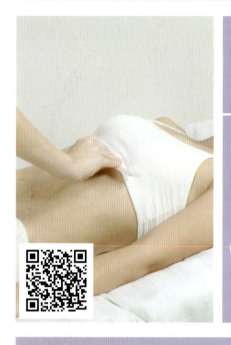

产后缺乳

产后缺乳是指产后乳汁分泌量少,不能满足婴儿的需要。乳汁的分泌与乳母的精神、情绪和营养状况、休息都是有关联的。

病因 导致产后缺乳的原因有以下几点:①过早添加配方奶或其他食品。②喂食时间过短。③营养不良。④睡眠不足,精神压力过大。

穴位定位

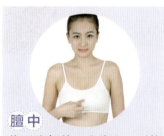

膻中 位于胸部前正中线上,平第四肋间,两乳头连线中点。

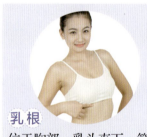

乳根 位于胸部,乳头直下,第五肋间隙,距前正中线4寸。

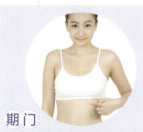

期门 位于胸部,乳头直下,第六肋间隙,前正中线旁开4寸。

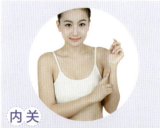

内关 位于前臂掌侧,曲泽与大陵的连线上,腕横纹上2寸。

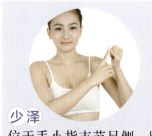

少泽 位于手小指末节尺侧,距指甲角0.1寸(指寸)。

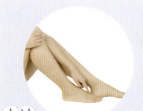

太冲 位于足背侧,当第一跖骨间隙的后方凹陷处。

刮痧方法

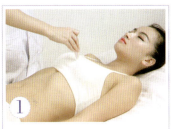

① 用角刮法刮拭膻中穴30次,力度适中,以潮红出痧为度。

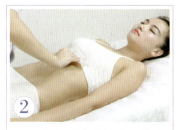

② 以面刮法刮拭乳根穴至期门穴30次,力度适中,以出痧为度。

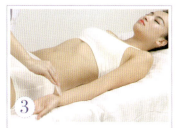

③ 涂抹适量经络油。用角刮法刮拭内关穴30次,力度适中,以潮红出痧为度。

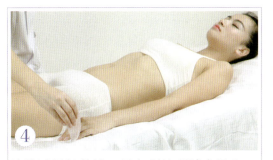

④ 涂抹适量经络油。用角刮法刮拭少泽穴30次,以有明显酸麻胀痛感为佳。

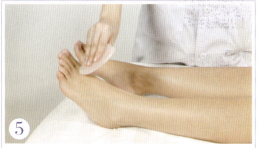

⑤ 涂抹适量的经络油。用角刮法刮拭太冲穴,刮拭30次,可不出痧。

注意事项

①平衡摄取充足的营养,对乳汁的分泌有促进作用。特别是应增加蛋白质和钙的摄入,充分摄入肉、鱼、鸡蛋、豆腐等蛋白质类食品。

②多喝汤,如猪蹄汤,将猪蹄、花生仁和黄豆一起炖食,可补气养血、通乳,还有鲫鱼通草汤也是治疗产后缺乳最有效的食品之一。

③产妇应选择正确的喂乳姿势。加强产妇营养,使其心情舒畅,保证充足睡眠。

乳腺增生

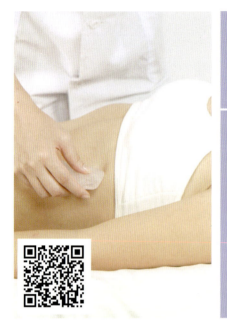

乳腺增生是女性最常见的乳房疾病，其发病率占乳腺疾病的首位。乳腺增生症是正常乳腺小叶生理性增生与复旧不全，乳腺正常结构出现紊乱，属于病理性增生，它是既非炎症又非肿瘤的一类病。

病因 本病多认为由内分泌失调、精神、环境因素、服用激素保健品等所致。

穴位定位

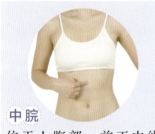

中脘
位于上腹部，前正中线上，当脐中上4寸。

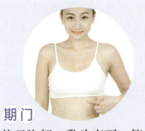

期门
位于胸部，乳头直下，第六肋间隙，前正中线旁开4寸。

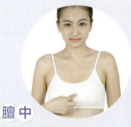

膻中
位于胸部前正中线上，平第四肋间，两乳头连线中点。

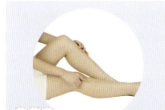

阳陵泉
位于小腿外侧，当腓骨头前下方凹陷处。

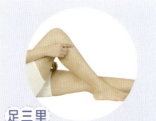

足三里
位于小腿前外侧，犊鼻下3寸，距胫骨前缘一横指。

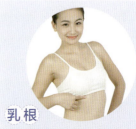

乳根
位于胸部，乳头直下，第五肋间隙，距前正中线4寸。

刮痧方法

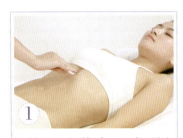

1 涂抹适量经络油。手握刮痧板，让其与刮拭方向成45°角，用角刮法自上而下轻刮中脘穴30次，以出痧为度。

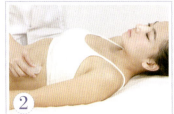

2 涂抹适量经络油。用角刮法从内往外刮拭期门穴30次，力度适中，以潮红出痧为度。

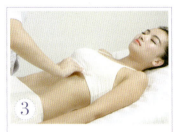

3 涂抹适量经络油。用面刮法自上而下刮拭乳根穴1~3分钟，刮至皮肤潮红为度。

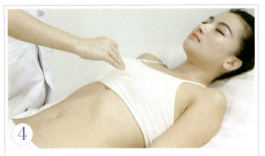

4 用角刮法刮拭膻中穴50次，力度适中，可不出痧。

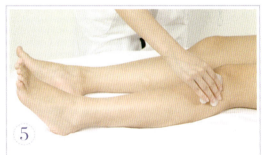

5 涂抹适量经络油。用面刮法自上而下从阳陵泉穴刮至足三里穴1~3分钟，刮至皮肤发红，出痧为止。

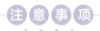

乳腺增生患者应养成良好的生活习惯：

①坚持一个星期五天，每天一小时的运动量。

②调整心理状态，放松心情，减轻心理压力。

③在饮食上要多进食富含纤维素的蔬菜，因为纤维可以促进胃的排空、小肠的吸收速度，促使脂肪吸收减少，使激素水平下降，从而有利于乳腺增生疾病的恢复。

更年期综合征

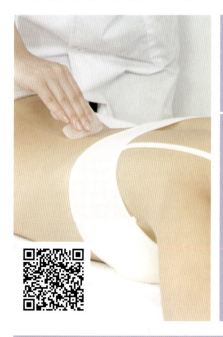

更年期综合征也叫围绝经期综合征,是指妇女绝经前后因出现性激素波动或减少所致的一系列以自主神经系统功能紊乱为主,伴有神经心理症状的一组症候群。多发于45岁以上的女性。

病因 更年期最常见的就是由生理性的卵巢功能衰竭所致,但有的人群更年期提前,则主要是由病理性或手术(如卵巢切除)等引起卵巢功能衰竭所致。

穴位定位

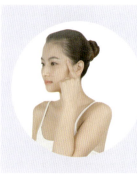

太阳 位于颞部,眉梢与目外眦之间,向后一横指的凹陷处。

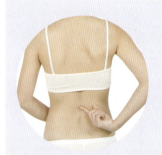

命门 位于腰部,当后正中线上,第二腰椎棘突下凹陷中。

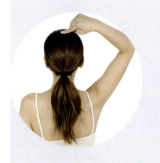

百会 位于头部,前发际正中直上5寸,两耳尖连线中点处。

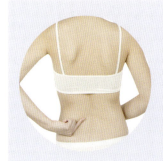

肾俞 位于腰部,当第二腰椎棘突下,旁开1.5寸。

Part 3 夫妻互刮痧，防治泌尿生殖系统疾病

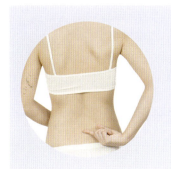

腰阳关 位于腰部，当后正中线上，第四腰椎棘突下凹陷中。

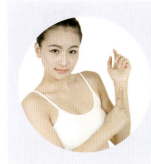

通里 位于前臂掌侧，尺侧腕屈肌腱桡侧缘，腕横纹上1寸。

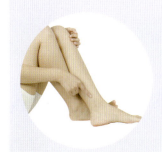

三阴交 位于小腿内侧，当足内踝尖上3寸，胫骨内侧缘后方。

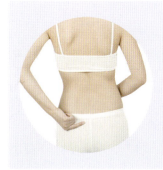

次髎 位于骶部，当髂后上棘内下方，适对第二骶后孔处。

刮痧方法

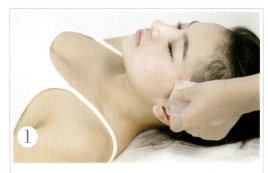

① 涂抹适量经络油。用角刮法刮拭太阳穴3~5分钟，由上至下，速度适中，可不出痧。刮拭过程中避开头面部骨头部位，并可在穴位处做旋转回旋的刮拭动作30次，力度适中。

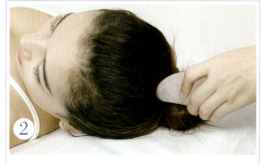

② 用角刮法刮拭百会穴3分钟，由上至下灵活地利用腕力、臂力进行刮拭，速度适中。刮拭时以头部有温热感为宜，力度不宜过重，以免产生疼痛感，并可向穴位四周放射性刮拭。

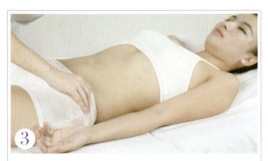

③ 涂抹适量经络油。用角刮法刮拭通里穴30次，由上至下，可不出痧。

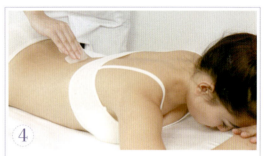

④ 涂抹适量经络油。用面刮法由内向外从命门穴刮至肾俞穴，再从上到下刮至腰阳关穴1～3分钟。

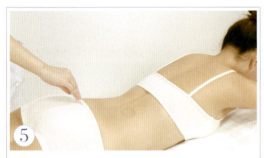

⑤ 用角刮法自上往下刮拭次髎穴2分钟，力度适中，以出痧为度。

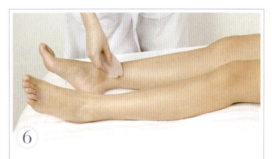

⑥ 涂抹适量经络油。用角刮法刮拭小腿内侧三阴交穴30次，力度微重，以出痧为度。

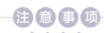

①平时应积极参加体育锻炼，增强体质。

②处于更年期的朋友一般来说情绪易激动，脾气暴躁，所以在此期间要尽量体谅他们，不要与他们发生争执。

③要时刻保持愉快的心情，心态要平和、开朗。

④建议多吃富含纤维素的食物，如豆芽、萝卜、芋头、海藻等，同时应增加含钙、铁元素丰富的食物的，如虾米等。

Part 4

定时刮刮痧,日常疾病一扫光

刮痧是传统中医学的重要组成部分,之所以能流传千年,是因为它作用于体表肌肤,通过刺激脏腑、血脉、肌肉等,激活人体免疫系统进行自我修复,起到疏通经络、运行气血、调整脏腑、平衡阴阳的作用,最后达到强身健体、延缓衰老、医治病痛的目的。平时经常定时给自己刮刮痧,有助于防治小病小痛,并及时从根源上消灭常见病。

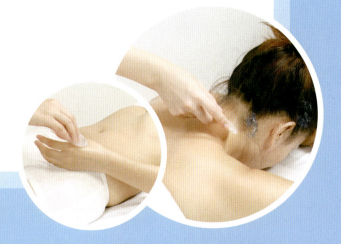

感冒

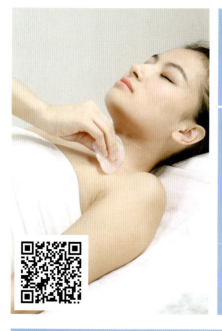

人们常说的"感冒"实际是指两种疾病,即"普通感冒"和"流行性感冒"。日常生活中所说的感冒多指普通感冒,也称"上呼吸道感染"。

病因 中医认为六淫病邪风寒暑湿燥火均可为感冒的病因,因风为六气之首、"百病之长",故风为感冒的主因。而西医认为感冒是由病毒感染,或细菌和病毒混合感染等而诱发。

穴位定位

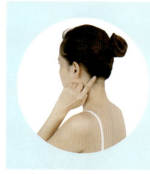

风池 位于项部,当枕骨之下,与风府相平。

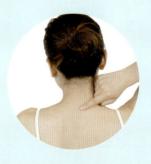

大椎 位于后正中线上,第七颈椎棘突下凹陷中。

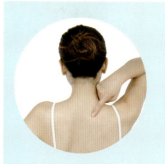

风门 位于背部,当第二胸椎棘突下,旁开1.5寸。

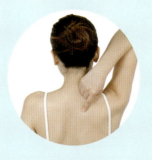

肺俞 位于背部,当第三胸椎棘突下,旁开1.5寸。

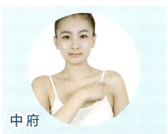
中府
位于胸前壁的外上方，平第一肋间隙，距前正中线6寸。

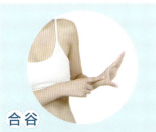
合谷
位于手背第一、二掌骨间，第二掌骨桡侧中点处。

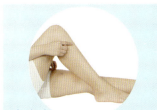
足三里
位于小腿前外侧，当犊鼻下3寸，距胫骨前缘一横指（中指）。

刮痧方法

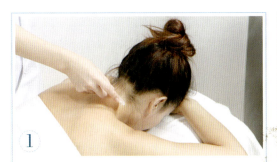

1 涂抹适量经络油。用角刮法刮拭风池穴、大椎穴、风门穴、肺俞穴，刮至皮肤出现红色点痧为度。

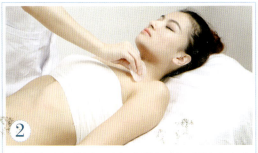

2 涂抹适量经络油。用面刮法反复刮拭中府穴30次，直至皮肤出现痧痕为止。

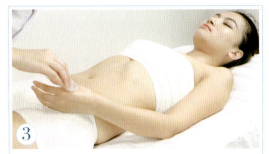

3 涂抹适量经络油。用角刮法从上往下反复刮拭合谷穴30次，直至皮肤出现红色痧痕为止。

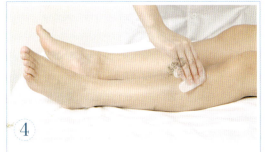

4 涂抹适量经络油。用角刮法从上往下反复刮拭足三里穴30次，刮至出现痧痕为度。

发热

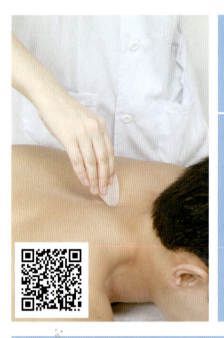

发热是指体温高出正常标准。中医认为，发热分外感发热和内伤发热。外感发热见于感冒、伤寒、瘟疫等病证。内伤发热有阴虚发热、阳虚发热、血虚发热、气虚发热等。

病因 西医认为常见的发热激活物有来自体外的外致热原，如细菌、病毒、真菌、疟原虫等。因此感冒、炎症、癌症等均可引起发热。

穴位定位

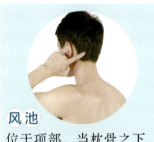

风池
位于项部，当枕骨之下，与风府相平。

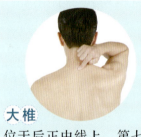

大椎
位于后正中线上，第七颈椎棘突下凹陷中。

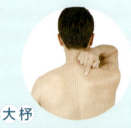

大杼
位于背部，当第一胸椎棘突下，旁开1.5寸。

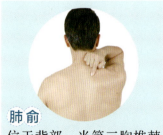

肺俞
位于背部，当第三胸椎棘突下，旁开1.5寸。

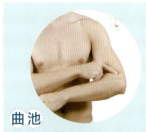

曲池
位于肘横纹外侧，屈肘，尺泽与肱骨外上髁连线中点。

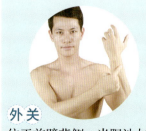

外关
位于前臂背侧，当阳池与肘尖连线上，腕背横纹上2寸。

Part 4 定时刮刮痧，日常疾病一扫光

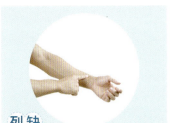

列缺
位于前臂桡侧缘，桡骨茎突上方，腕横纹上1.5寸处。

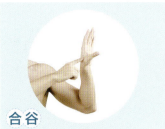

合谷
位于手背第一、二掌骨间，第二掌骨桡侧中点处。

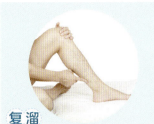

复溜
位于小腿内侧，太溪直上2寸，跟腱的前方。

刮痧方法

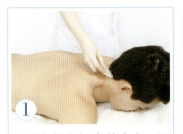

1 以刮痧板角部为着力点，用力重刮风池穴，自上而下刮至皮肤发红，出痧为止。

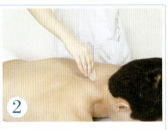

2 涂抹适量经络油。用角刮法刮拭大椎穴、大杼穴和肺俞穴，以出痧为度。

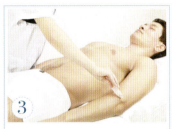

3 涂抹适量经络油。用面刮法自上而下刮拭曲池穴，刮至皮肤出痧为止。

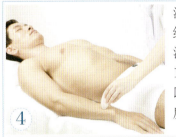

4 涂抹适量经络油。用角刮法刮拭外关穴1～3分钟，以有酸胀感为度。

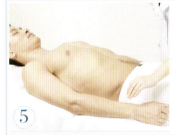

5 涂抹适量经络油。用面刮法刮拭列缺穴1～3分钟，以有酸胀感为度。

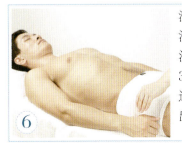

6 涂抹适量经络油。用角刮法刮拭合谷穴30次，力度适中，以潮红出痧为度。

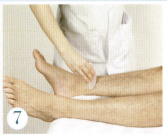

7 涂抹适量经络油。用角刮法刮拭下肢复溜穴30次，以出痧为度。

咳嗽

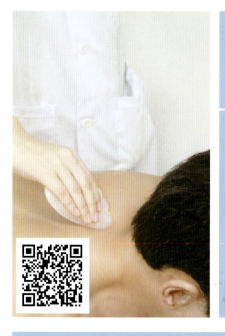

咳嗽是一种呼吸道常见的突发性症状,具有清除呼吸道异物和分泌物的保护性作用,所以咳嗽也是机体防御外邪入侵的一部分。然而长期干咳就会破坏呼吸道,伤害身体,所以必须及时治疗。

病因 咳嗽发病的原因较多,治愈难度大、反复发作频率高,是困扰人们的最大问题。目前导致咳嗽的原因有上呼吸道感染、支气管炎、哮喘、肺炎、喉炎、鼻炎等。

穴位定位

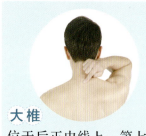

大椎 位于后正中线上,第七颈椎棘突下凹陷中。

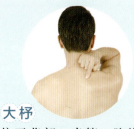

大杼 位于背部,当第一胸椎棘突下,旁开1.5寸。

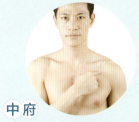

中府 位于胸前壁的外上方,平第一肋间隙,距前正中线6寸。

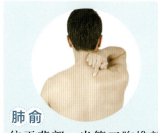

肺俞 位于背部,当第三胸椎棘突下,旁开1.5寸。

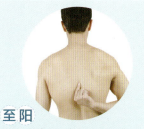

至阳 位于背部,当后正中线上,第七胸椎棘突下凹陷处。

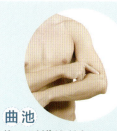

曲池 位于肘横纹外侧,屈肘,尺泽与肱骨外上髁连线中点。

刮痧方法

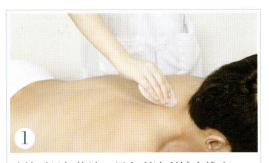

1. 涂抹适量经络油。用角刮法刮拭大椎穴、大杼穴和肺俞穴20次，灵活地利用腕力、臂力进行刮拭，用力均匀适中，可不出痧。

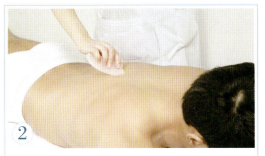

2. 涂抹适量经络油，用角刮法反复刮拭至阳穴30次，力度适中，可不出痧。

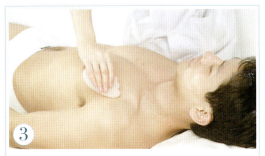

3. 涂抹适量经络油，用角刮法刮拭中府穴2分钟，力度适中，可不出痧。

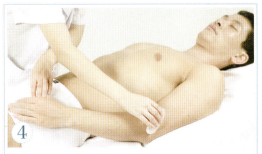

4. 涂抹适量经络油，用面刮法刮拭曲池穴50次，刮拭的速度自然平稳，刮至局部出现痧点或微紫红斑块为止。

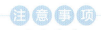

注意事项

①要注意气温变化，提前做好防寒保暖工作，避免因受凉而引起咳嗽；适当参加体育锻炼，增强体质，提高抗病能力。

②咳嗽期间，饮食方面应注意不宜甘肥、辛辣及过咸，最好戒烟酒。过敏性咳嗽的患者不宜喝碳酸饮料，以免咳嗽发作。

③多食新鲜蔬菜，适当吃豆制品及瘦肉、禽、蛋类食品，烹饪以蒸煮为主，适量进食水果；忌食生冷、瓜子、巧克力等食物。

急性扁桃体炎

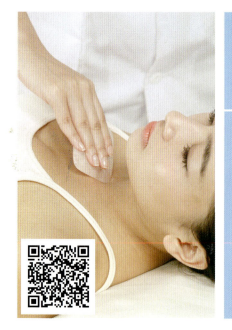

扁桃体位于扁桃体隐窝内，是人体呼吸道的第一道免疫器官。但它的免疫能力是有限的，当吸入的病原微生物数量较多时，就会出现红肿、疼痛、化脓、高热畏寒，伴有头痛、咽痛、发热等症状。

病因 主要致病菌为乙型溶血性链球菌、葡萄球菌、肺炎双球菌，腺病毒也可引起本病。当机体抵抗力因寒冷、潮湿、过度劳累、体质虚弱、有害气体刺激等因素骤然降低时，细菌大量繁殖即引起本病。

穴位定位

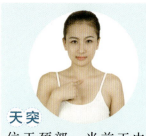

天突
位于颈部，当前正中线上，胸骨上窝中央。

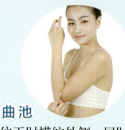

曲池
位于肘横纹外侧，屈肘，尺泽与肱骨外上髁连线中点。

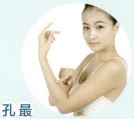

孔最
位于前臂掌面桡侧，尺泽与太渊连线上，腕横纹上7寸。

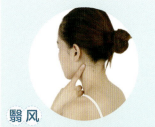

翳风
位于耳垂后方，当乳突与下颌角之间的凹陷处。

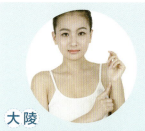

大陵
位于腕掌横纹中点处，掌长肌腱与桡侧腕屈肌腱之间。

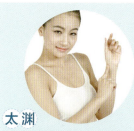

太渊
位于腕掌侧横纹桡侧，桡动脉搏动处。

刮痧方法

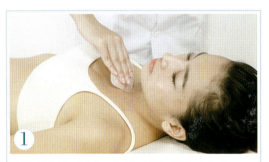

① 涂抹适量经络油。用角刮法刮拭天突穴1~2分钟，力度适中，以潮红出痧为度。

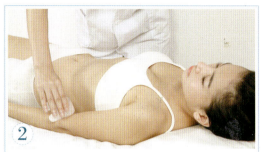

② 涂抹适量经络油。用面刮法从曲池穴刮至孔最穴10~15遍，力度适中，手法连贯，以出痧为度。

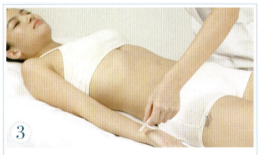

③ 涂抹适量经络油。用面刮法刮拭大陵穴至太渊穴30次，力度适中，以局部潮红发热为度。

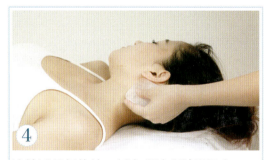

④ 涂抹适量经络油。用角刮法刮拭翳风穴1~2分钟，力度适中，以潮红出痧为度。

注意事项

①扁桃体炎病人应养成良好的生活习惯，保证充足的睡眠时间，随天气变化及时增减衣服，去除室内潮湿的空气。

②坚持锻炼身体，提高机体抵抗疾病的能力，不过度操劳；劳累后应及时调整休息；戒除烟酒，是预防扁桃体炎的重要一点。

③患病儿童应养成不挑食、不过食的良好习惯。

失眠

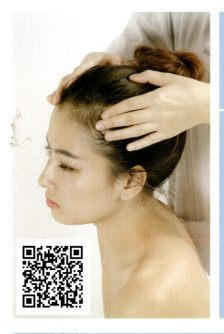

失眠是指由各种原因引起的入睡困难、睡眠深度或频度过短、早醒及睡眠时间不足或质量差等睡眠障碍，是一种常见病。失眠虽不属于危重疾病，但影响人们的日常生活，所以得了失眠要治疗。

病因 失眠可由环境因素（如换一地方睡眠）、个人因素（如不良的睡前习惯，睡前喜欢运动或喝茶、咖啡等饮品）、精神因素、药物因素等引起。

穴位定位

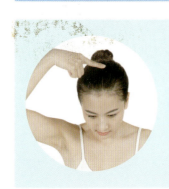

四神聪 位于头顶部，当百会前后左右各1寸，共四穴。

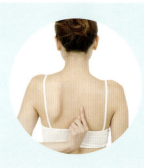

心俞 位于背部，当第五胸椎棘突下，旁开1.5寸。

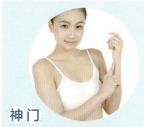

神门 位于腕掌侧横纹尺侧，尺侧腕屈肌腱的桡侧凹陷处。

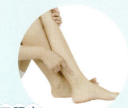

三阴交 位于小腿内侧，当足内踝尖上3寸，胫骨内侧缘后方。

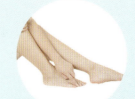

足窍阴 位于足第四趾末节外侧，距趾甲角0.1寸（指寸）。

刮痧方法

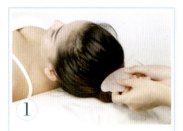

1. 先用拇指点揉四神聪穴，各个穴位均点揉3~5分钟。再用面刮法刮拭四神聪穴2分钟，以局部温热为度。

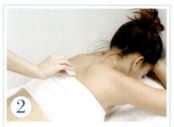

2. 涂抹适量经络油，用面刮法刮拭心俞穴30次，以出痧为度。

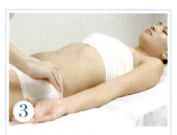

3. 涂抹适量经络油。用角刮法刮拭神门穴30次，可不出痧。

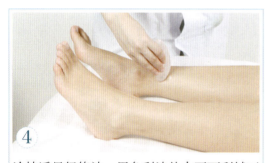

4. 涂抹适量经络油。用角刮法从上至下刮拭三阴交穴30次，刮拭的速度自然平稳，刮至局部出现痧点或微紫红斑块为止。

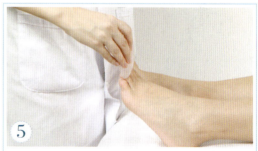

5. 涂抹适量经络油。用角刮法刮拭足窍阴穴30次，可不出痧。

注意事项

①床的硬度和枕头的高度应适中。

②作息时间规律，定时睡觉；睡前避免观看刺激性较强的电影、电视，如激烈球赛节目、惊险电影等。

③此外，睡前洗个热水澡或用热水烫脚，适量喝一些热牛奶都能很好缓解人体的紧张程度，利于较快入眠。

④晚餐不宜过饱，睡前不宜饮茶和咖啡等刺激性饮料；日常饮食以清淡而富含蛋白质、维生素的食物为宜。

胃痛

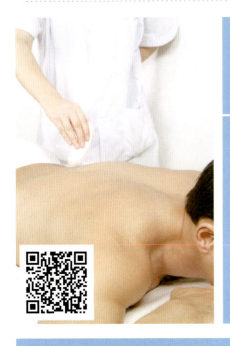

胃痛通俗地说就是胃脘部的疼痛，也称胃脘痛。胃痛是临床上常见的一种症状，所以也常常会被人们忽视。胃痛多见于急慢性胃炎，胃、十二指肠溃疡病，胃神经官能症等病。

病因 引起"胃痛"的原因很多，有一些还是非常严重的疾病。一般来说，最常见的病因就是饮食不节，饥饱无度，或过食肥甘，消化不良等。引起胃痛的疾病有胃肠神经官能症等。

穴位定位

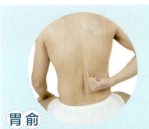

胃俞
位于背部，当第十二胸椎棘突下，旁开1.5寸。

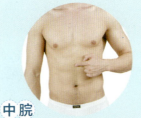

中脘
位于上腹部，前正中线上，当脐中上4寸。

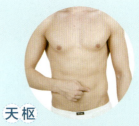

天枢
位于腹中部，距脐中2寸。

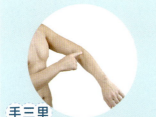

手三里
位于前臂背面桡侧，阳溪与曲池连线上，肘横纹下2寸。

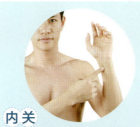

内关
位于前臂掌侧，当曲泽与大陵的连线上，腕横纹上2寸。

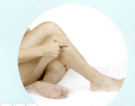

足三里
位于小腿前外侧，当犊鼻下3寸，距胫骨前缘一横指。

刮痧方法

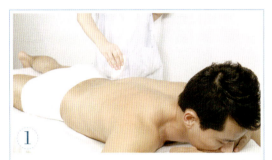

1. 涂抹适量经络油。以角刮法为着力点刮拭胃俞穴30次，以出痧为度。

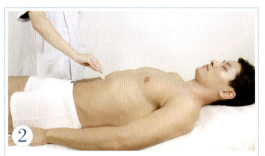

2. 涂抹适量经络油。用角刮法由上向下刮拭中脘穴30次，从上到下单方向刮拭，切忌来回刮拭，可不出痧。

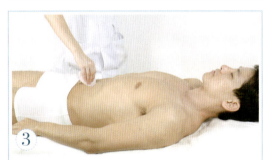

3. 涂抹适量经络油。用角刮法刮拭天枢穴30次，可不出痧。

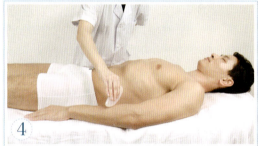

4. 涂抹适量经络油。用面刮法刮拭手三里穴30次，力度适中，以微微出痧即可。

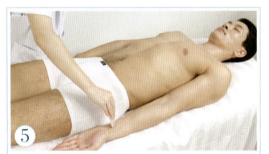

5. 涂抹适量经络油。用角刮法由上向下刮拭内关穴30次，以出痧为度。

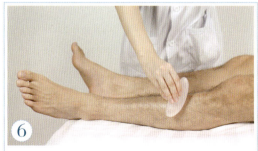

6. 涂抹适量经络油。用面刮法重刮足三里穴30次，以出痧为度。

消化不良

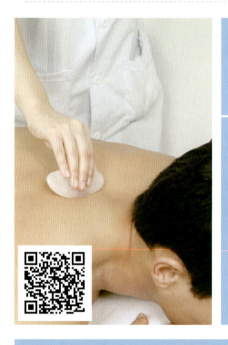

消化不良是一种临床征候群，主要是由胃动力障碍所引起的疾病，也包括胃蠕动不好的胃轻瘫和食道反流病。

病因 引起消化不良的病因很多，包括胃和十二指肠部位的慢性炎症，胃痉挛，患者精神不愉快、长期闷闷不乐或突然受到猛烈的刺激等均可引起消化不良。

穴位定位

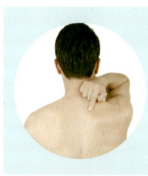

肺俞 位于背部，当第三胸椎棘突下，旁开1.5寸。

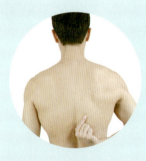

肝俞 位于背部，当第九胸椎棘突下，旁开1.5寸。

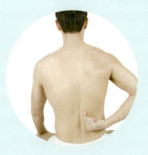

脾俞 位于背部，当第十一胸椎棘突下，旁开1.5寸。

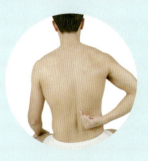

胃俞 位于背部，当第十二胸椎棘突下，旁开1.5寸。

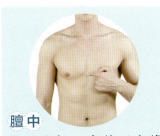

膻中
位于胸部，当前正中线上，平第四肋间，两乳头连线的中点。

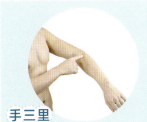

手三里
位于前臂背面桡侧，当阳溪与曲池的连线上，肘横纹下2寸。

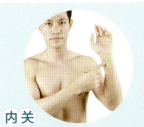

内关
位于前臂掌侧，当曲泽与大陵的连线上，腕横纹上2寸。

刮痧方法

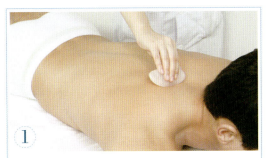

① 涂抹适量经络油。用面刮法从肺俞穴刮至胃俞穴，途经肝俞穴和脾俞穴，由上至下刮拭，中间不宜停顿，一次刮完，操作30次，至皮下紫色痧斑、痧痕形成为止。

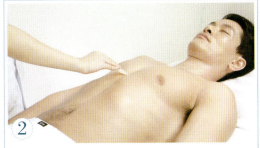

② 涂抹适量经络油。用角刮法从上到下刮拭膻中穴2分钟，力度轻柔，可不出痧。

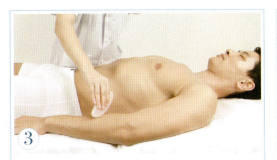

③ 涂抹适量经络油。用角刮法从上到下刮拭手三里穴50次，力度适中，以出痧为度。

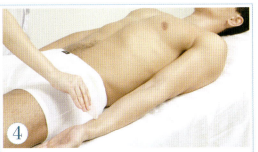

④ 涂抹适量经络油。用角刮法刮拭内关穴30次，力度适中，以出痧为度。

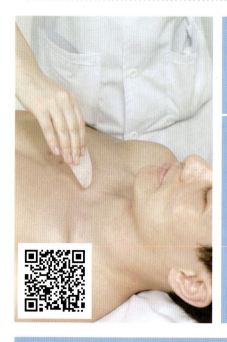

打嗝

打嗝也叫呃逆，是指气从胃中上逆，到喉间频频作声，声音急而短促的现象，是一个生理上较为常见的现象。健康人也可发生一过性呃逆，其多与饮食有关，特别是饮食过快、过饱时更易发生。

病因 打嗝的病因有：中枢性病变，如肿瘤、脑膜炎等；膈神经受刺激，可由纵隔肿瘤、食管炎、食管癌、胸主动脉瘤等引起；膈肌周围病变，如肺炎、胸膜炎、心包炎、心肌梗死等。

穴位定位

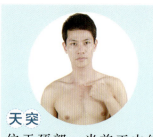

天突 位于颈部，当前正中线上，胸骨上窝中央。

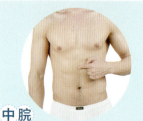

中脘 位于上腹部，前正中线上，当脐中上4寸。

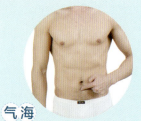

气海 位于下腹部，前正中线上，当脐中下1.5寸。

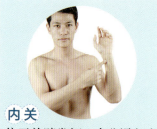

内关 位于前臂掌侧，当曲泽与大陵连线上，腕横纹上2寸。

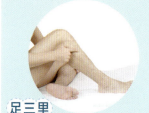

足三里 位于小腿前外侧，当犊鼻下3寸，距胫骨前缘一横指。

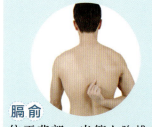

膈俞 位于背部，当第七胸椎棘突下，旁开1.5寸。

Part 4 定时刮刮痧，日常疾病一扫光

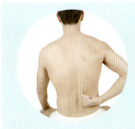

脾俞
位于背部，当第十一胸椎棘突下，旁开1.5寸。

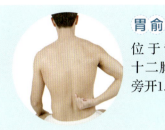

胃俞
位于背部，当第十二胸椎棘突下，旁开1.5寸。

刮痧方法

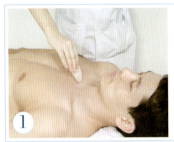

涂抹适量经络油。用角刮法刮拭天突穴30次。

①

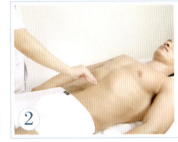

涂抹适量经络油。用角刮法从中脘穴刮至气海穴30次，力度适中，以出痧为度。

②

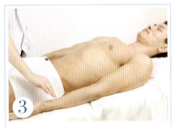

③

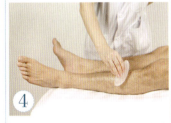

④

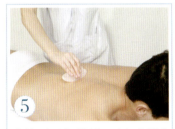

⑤

涂抹适量经络油。用角刮法重刮内关穴30次，由上至下，中间不宜停顿，一次刮完，以出痧为度。

涂抹适量经络油。用面刮法从上往下刮拭足三里穴30次，可不出痧。

涂抹适量经络油。用面刮法从膈俞穴经脾俞穴刮至胃俞穴，从上至下重刮30次，以出痧为度。

注意事项

当出现打嗝时要停止进食，以免哽噎住，可以做深呼吸，及弯腰喝水的动作以缓解打嗝症状。

当进食时，最好安静，以免打嗝；打嗝的人，可以尽量地憋气，且在你觉得下一个打嗝来临时，把食物吞下，如此做2～3次，然后，深呼吸一下，接着重复前述动作。

腹泻

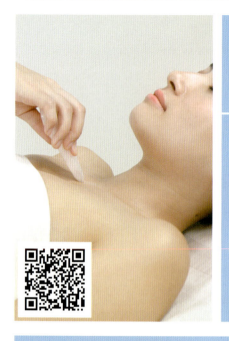

腹泻是指排便次数明显超过平日习惯的频率，粪质稀薄，水分增加或含未消化食物或脓血、黏液。腹泻的患者常有排便急迫感、肛门不适、失禁等现象，极为苦恼。

病因 腹泻可以分为急性腹泻和慢性腹泻，急性腹泻多数由细菌、病毒等感染，食物中毒，消化不良及着凉受冻所致，而慢性腹泻多由肠道性疾病及肿瘤等恶性病引起。

穴位定位

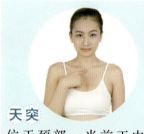

天突 位于颈部，当前正中线上，胸骨上窝中央。

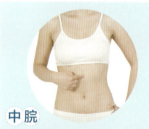

中脘 位于上腹部，前正中线上，当脐中上4寸。

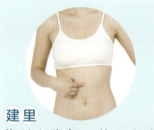

建里 位于上腹部，前正中线上，当脐中上3寸。

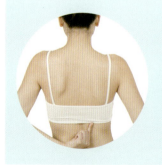

脾俞 位于背部，当第十一胸椎棘突下，旁开1.5寸。

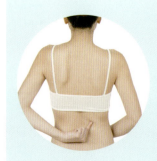

胃俞 位于背部，当第十二胸椎棘突下，旁开1.5寸。

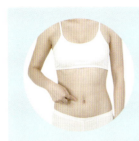

天枢
位于腹中部，距脐中2寸。

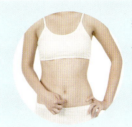

气海
位于下腹部，前正中线上，当脐中下1.5寸。

刮痧方法

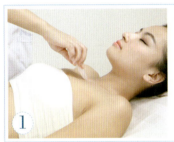

① 涂抹适量经络油。用角刮法刮拭颈部天突穴30次，力度适中，可不出痧。

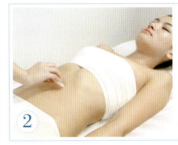

② 涂抹适量经络油。用角刮法刮拭中脘穴至建里穴30次，由上向下刮，以出痧为度。

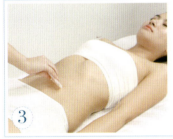

③ 涂抹适量经络油。用面刮法刮拭天枢穴至气海穴30次，以局部出痧为度。

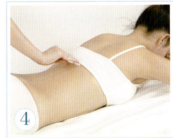

④ 涂抹适量经络油。用面刮法从上往下刮拭脾俞穴、胃俞穴2分钟，以出痧为度。

注意事项

腹泻易导致机体营养不良，最为明显的就是机体内电解质失衡，所以腹泻的患者要注意：

① 可以适当地喝点淡盐水。
② 补充蛋白质和维生素，最好食用一些优质且易消化的蛋白质为佳。
③ 要少吃多餐，以流质食物为主，避免食用一些刺激食物。

痔疮

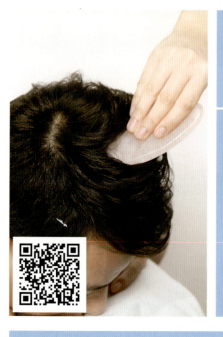

痔疮是肛门科最常见的疾病。在齿线以上的为内痔,在肛门齿线以外的为外痔,二者混合存在的称混合痔。主要表现为:外痔感染发炎或形成血栓外痔时,则局部肿痛。内痔主要表现为便后带血。

病因 中医认为本病多由大肠素积湿热,或过食辛辣之物所致。便秘、长期饮酒、进食大量刺激性食物和久坐久立是主要诱因。

穴位定位

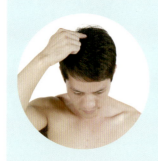

百会 位于头部,当前发际正中直上5寸,或两耳尖连线的中点处。

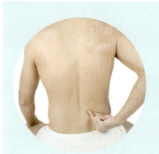

肾俞 位于腰部,当第二腰椎棘突下,旁开1.5寸。

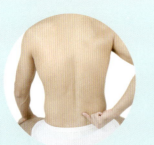

大肠俞 位于腰部,当第四腰椎棘突下,旁开1.5寸。

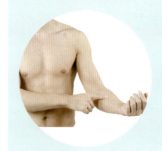

孔最 位于前臂掌面桡侧,当尺泽与太渊连线上,腕横纹上7寸处。

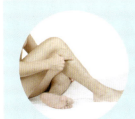

足三里
位于小腿前外侧，当犊鼻下3寸，距胫骨前缘一横指。

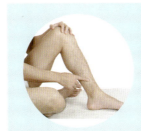

三阴交
位于小腿内侧，当足内踝尖上3寸，胫骨内侧缘后方。

刮痧方法

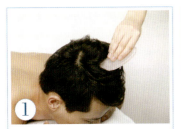

① 将刮痧板角部着力于百会穴，当有明显酸麻胀痛感时停5～10秒，然后轻缓提起，一起一伏，反复10余次。

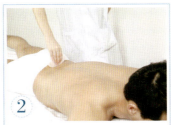

② 涂抹适量经络油。用面刮法自上而下刮拭肾俞穴至大肠俞穴30次，刮至皮下紫色痧斑、痧痕形成为止。

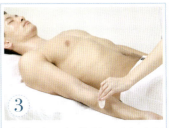

③ 涂抹适量经络油。用面刮法刮拭孔最穴，从上往下刮拭1～3分钟，以潮红出痧为度。

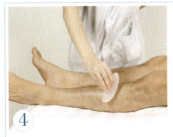

④ 涂抹适量经络油。用面刮法从上往下刮拭足三里穴1～3分钟，至皮肤出痧即可。

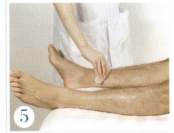

⑤ 涂抹适量经络油。用面刮法刮拭三阴交穴30次，自上而下刮至出痧为止。

注意事项

①保持肛周清洁，每天定时排便，不要强忍大便，蹲厕时间不宜过长或过分用力。
②经常参加体育锻炼，以调和气血、增强免疫力。
③日常饮食上多摄取富含维生素与膳食纤维的蔬菜与水果，少食辛辣刺激的食物。

慢性胃炎

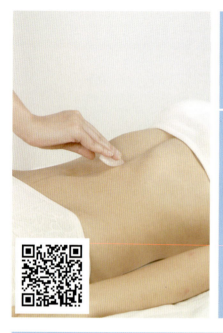

慢性胃炎是指由不同病因引起的各种慢性胃黏膜炎性病变，是一种常见病，其发病率在胃病中居首位。在临床上，大多数病人常无症状或有程度不同的消化不良症状（如上腹隐痛、食欲减退、反酸等）。

病因 导致慢性胃炎的原因有以下几点：① 长期精神紧张，生活不规律。② 长期空腹饮用烈酒、浓茶、咖啡等刺激性物质。③ 口腔、咽部的慢性感染。

穴位定位

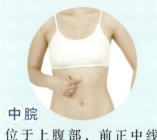

中脘 位于上腹部，前正中线上，当脐中上4寸。

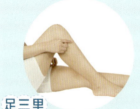

足三里 位于小腿前外侧，当犊鼻下3寸，距胫骨前缘一横指。

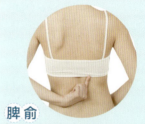

脾俞 位于背部，当第十一胸椎棘突下，旁开1.5寸。

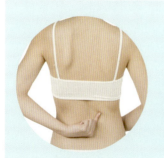

胃俞 位于背部，当第十二胸椎棘突下，旁开1.5寸。

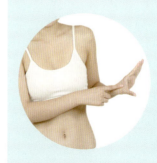

合谷 位于手背，第一、二掌骨间，当第二掌骨桡侧的中点处。

刮痧方法

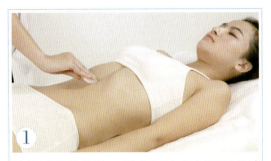

① 涂抹适量经络油。用角刮法由上至下刮拭中脘穴3~5分钟，刮拭的速度自然平稳，以出痧为度。

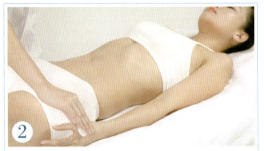

② 涂抹适量经络油。用角刮法刮拭合谷穴20次，速度适中，以出痧为度。

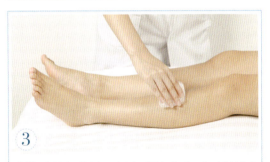

③ 涂抹适量经络油。用角刮法由上至下刮拭小腿外侧足三里穴3~5分钟，力度微重。

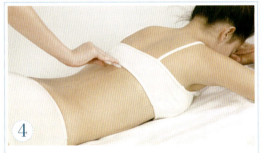

④ 涂抹适量经络油。用面刮法刮拭脾俞穴至胃俞穴30次，手法宜轻，以出痧为度。

注意事项

①改正不良的饮食习惯，食物不应过酸、过甜、过咸、过苦、过辛、过硬，并忌食酒、咖啡、浓茶。

②每日三餐应定时，数量要平均，间隔时间要合理。

③猴头菇是治疗消化系统疾病和抑制胃痛的良药，可适当多食；粗粮、杂粮含食物纤维多，具有清理肠胃、通便排毒的功用，故主食应细粮、杂粮混合吃。

腰椎骨质增生

由于构成关节的软骨、椎间盘、韧带等软组织变性、退化，关节边缘形成骨刺，滑膜肥厚等变化，而出现骨破坏，引起继发性的骨质增生，导致关节变形，引起关节疼痛，活动受限等症状的一种疾病。

病因 导致腰椎骨质增生的原因有以下几点：①与关节软骨的退行性病变有关。②腰椎长期反复受到劳损以及过度活动。③年少时遭受腰椎外伤。④长时间睡姿不正确。

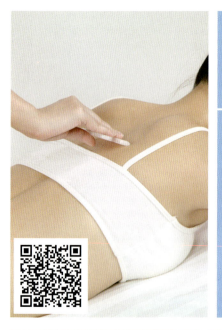

穴位定位

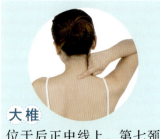

大椎 位于后正中线上，第七颈椎棘突下凹陷中。

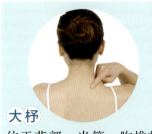

大杼 位于背部，当第一胸椎棘突下，旁开1.5寸。

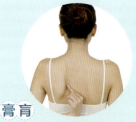

膏肓 位于背部，当第四胸椎棘突下，旁开3寸。

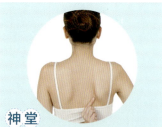

神堂 位于背部，当第五胸椎棘突下，旁开3寸。

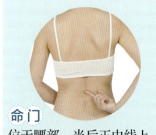

命门 位于腰部，当后正中线上，第二腰椎棘突下凹陷中。

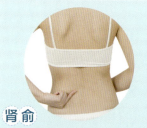

肾俞 位于腰部，当第二腰椎棘突下，旁开1.5寸。

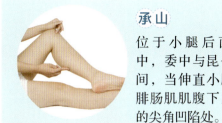

承山 位于小腿后面正中，委中与昆仑之间，当伸直小腿时腓肠肌肌腹下出现的尖角凹陷处。

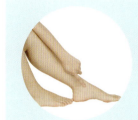

照海 位于足内侧，内踝尖下方凹陷处。

刮痧方法

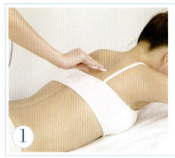

① 涂抹适量经络油。用面刮法从大椎穴，经大杼穴、膏肓穴刮至神堂穴，操作10~15遍。

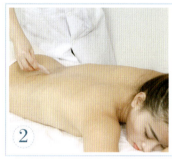

② 涂抹适量经络油。用面刮法由内向外刮拭命门穴至肾俞穴，操作10~15遍，以出痧为度。

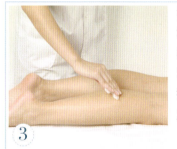

③ 涂抹适量经络油。用面刮法刮拭承山穴30次，力度微重，以出痧为度。

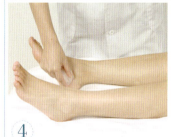

④ 涂抹适量经络油。用角刮法刮拭照海穴30次，刮至皮肤发红。

注意事项

腰椎骨质增生患者日常注意事项：

①尽量睡硬板床。睡硬板床可以减少椎间盘承受的压力。

②加强腰背部的保护，注意腰间保暖，尽量不要受寒；避免着凉和贪食生冷之物；不要长时间在空调下，这样对腰部不太好。

③不要做弯腰又用力的动作（如拖地），注意劳动姿势，避免长久弯腰和过度负重。

牙痛

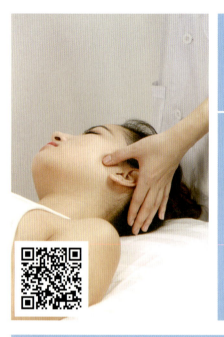

常言道："牙痛不是病，疼起来真要命"。牙痛也称齿痛，是指牙齿因各种原因引起的疼痛，为口腔疾患中常见的症状之一。患了牙痛要急时看口腔科医生，不要耽误病情，以免因疼痛引发炎症。

病因 牙痛大多由牙龈炎、牙周炎、蛀牙或折裂牙而导致牙髓（牙神经）感染所引起。另外，牙痛属于牙齿毛病的外在反应，也有可能是龋齿、牙髓或犬齿周围的牙龈被感染等引起牙痛。

穴位定位

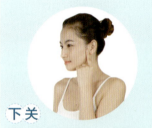

下关 位于面部耳前方，当颧弓与下颌切迹所形成的凹陷中。

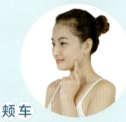

颊车 位于下颌角上方一横指，咀嚼咬肌隆起，按之凹陷处。

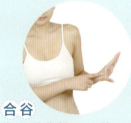

合谷 位于手背第一、第二掌骨间，第二掌骨桡侧中点处。

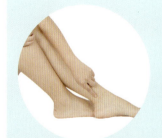

太溪 位于内踝后方，当内踝尖与跟腱之间的中点凹陷处。

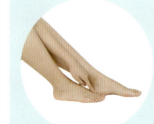

行间 位于第一、第二趾间，趾蹼缘的后方赤白肉际处。

刮痧方法

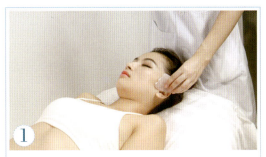

1 用指腹揉按下关穴、颊车穴，以顺时针的方向揉按各1分钟，用力宜重。再用面刮法刮拭颊车穴和下关穴50次，可不出痧。

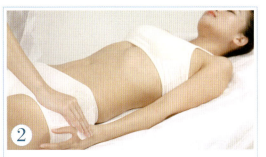

2 涂抹适量经络油。用角刮法刮拭合谷穴30次，至皮肤出痧为止。

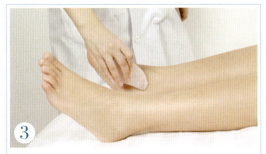

3 涂抹适量经络油。用角刮法重刮太溪穴30次，至皮肤发红、出痧为止。

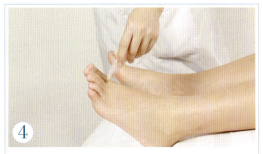

4 涂抹适量经络油。用角刮法重刮行间穴30次，由上至下，至皮肤发红，出痧为止。

①保持口腔卫生，坚持每天刷牙，早晚各一次；常用淡盐水漱口；食后必漱口，漱口水要反复在口中鼓动，以减少病菌滋生。

②少吃过冷、过热及过酸的食物，不吃过硬的食物。

③睡前不吃糖、不吃饼干等零食。

④发现蛀牙，应及时治疗。

在家刮痧很简单特有效

头痛

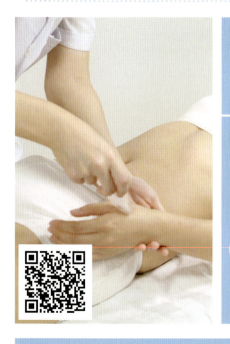

头痛是一个综合病症，也是临床常见症状，大多局限于头颅上半部。疼痛出现于眉弓、耳轮上缘及枕外隆突连线以上部位的都称为头痛，疼痛发作可以影响内分泌系统、消化系统等多个系统。

病因 引发头痛的病因繁多，情况也较为复杂，如神经痛、颅内感染、颅内占位病变、脑血管疾病、颅外头面部疾病、高血压、低血压、耳内疾病、贫血、感冒、颈椎病等均可导致头痛。

穴位定位

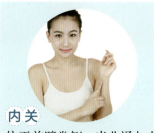

内关
位于前臂掌侧，当曲泽与大陵连线上，腕横纹上2寸。

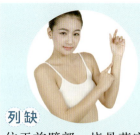

列缺
位于前臂部，桡骨茎突上方，腕横纹上1.5寸处。

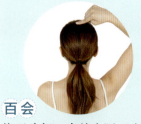

百会
位于头部，当前发际正中直上5寸，两耳尖连线中点。

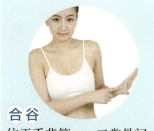

合谷
位于手背第一、二掌骨间，第二掌骨桡侧中点处。

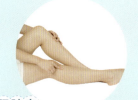

阳陵泉
位于小腿外侧，当腓骨小头前下方凹陷处。

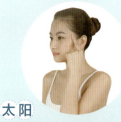

太阳
位于颞部，眉梢与目外眦之间，向后一横指的凹陷处。

刮痧方法

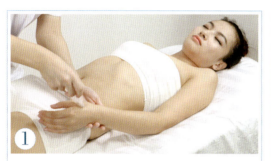

① 涂抹适量经络油。用角刮法刮拭内关穴至列缺穴再至合谷穴30次，灵活地利用腕力、臂力进行刮拭，用力均匀适中。

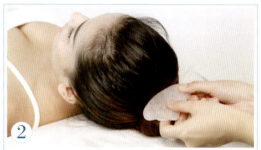

② 用面刮法刮拭百会穴30次，力度适中，以局部皮肤发热为度。

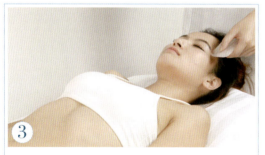

③ 涂抹适量经络油。用角刮法刮拭太阳穴2分钟，力度适中，可不出痧。

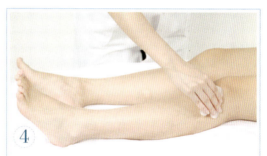

④ 涂抹适量经络油。用面刮法刮拭阳陵泉穴30次，从上到下单方向刮拭，以局部出痧为度。

注意事项

①应规律生活，增强意志，提高身体素质，劳逸结合。

②应注意保持情绪稳定，避免过多不良的精神刺激。

③尽量少去人多拥挤的公共场所。

④遇到天气骤冷时要注意保暖，在炎热的夏天避免将室温调得太低，或突然从炎热的室外进入温度较低的房间；头痛患者出现疼痛时，应保持环境安静，注意休息。

鼻出血

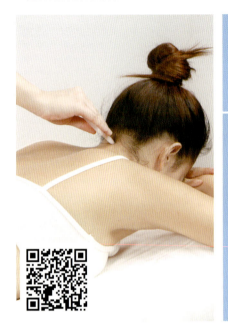

鼻出血是常见的临床症状之一，鼻腔黏膜中的微细血管分布很密，很敏感且脆弱，容易破裂而致出血。鼻出血也可由鼻腔本身疾病引起，也可能是全身性疾病所诱发。

病因 鼻出血的原因有上火、脾气暴躁、心情焦虑，或被异物撞击、人为殴打等原因。

穴位定位

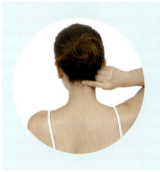

哑门 位于项部，当后发际正中直上0.5寸，第一颈椎下。

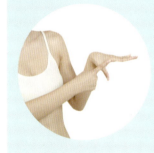

二间 位于手食指本节（第二掌指关节）前，桡侧凹陷处。

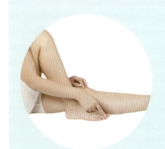

厉兑 位于足第二趾末节外侧，距趾甲角0.1寸（指寸）。

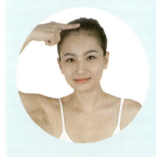

神庭 位于头部，当前发际正中直上0.5寸。

刮痧方法

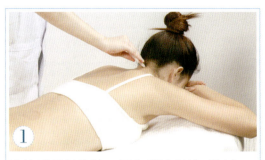

①涂抹适量经络油。用角刮法刮拭哑门穴30次,力度轻柔,刮拭的速度自然平稳,以皮肤潮红为度。

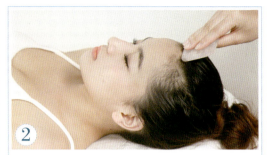

②用面刮法刮拭神庭穴20次,力度适中。

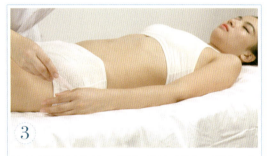

③涂抹适量经络油。用角刮法刮拭二间穴5分钟,力度适中,可不出痧。

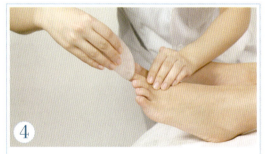

④涂抹适量经络油。用角刮法刮拭厉兑穴30次,力度适中,以出痧为度。

注意事项

①为了避免鼻出血的出现与复发,应注意养成良好的个人卫生习惯,保持鼻腔清洁湿润,及时清理鼻腔内分泌物,最好不要用手挖鼻孔,以免细菌感染;加强体育锻炼,增强体质,预防感冒。

②经常有鼻出血症状的人平时应注意均衡地摄取饮食,并养成勤加运动锻炼的习惯,以提高人体自身的免疫力。

支气管炎

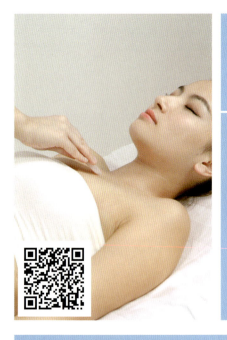

支气管炎是指气管、支气管黏膜及其周围组织的慢性非特异性炎症，临床上以长期咳嗽、咳痰、喘息以及反复呼吸道感染为特征。部分患者起病之前先有急性上呼吸道感染，如急性咽喉炎、感冒等症状。

病因 导致支气管炎的主要原因有以下几点：①病毒和细菌反复感染。②气温下降、呼吸道小血管痉挛缺血。③烟雾粉尘、污染大气、吸烟。④与过敏因素也有一定关系。

穴位定位

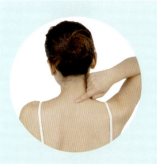

大椎 位于后正中线上，第七颈椎棘突下凹陷中。

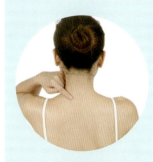

定喘 位于背部，当第七颈椎棘突下，旁开0.5寸。

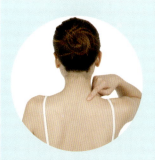

大杼 位于背部，当第一胸椎棘突下，旁开1.5寸。

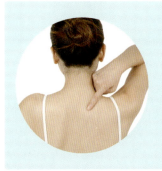

风门 位于背部，当第二胸椎棘突下，旁开1.5寸。

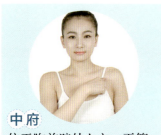
中府 位于胸前壁外上方,平第一肋间隙,距前正中线6寸。

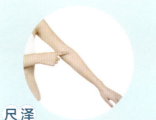
尺泽 位于肘横纹中,肱二头肌腱桡侧凹陷处。

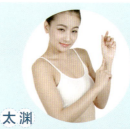
太渊 位于腕掌侧横纹桡侧,桡动脉搏动处。

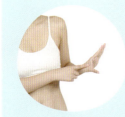
合谷 位于手背第一、二掌骨间,当第二掌骨桡侧的中点处。

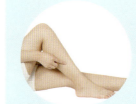
丰隆 位于小腿前外侧,当外踝尖上8寸,条口外,距胫骨前缘二横指(中指)。

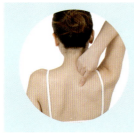
肺俞 位于背部,当第三胸椎棘突下,旁开1.5寸。

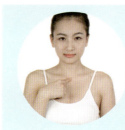
天突 位于颈部,当前正中线上,胸骨上窝中央。

刮痧方法

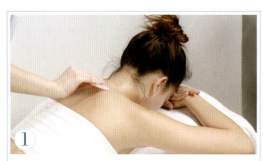
1 涂抹适量经络油。用面刮法刮拭大椎穴、定喘穴、大杼穴、风门穴、肺俞穴50次。

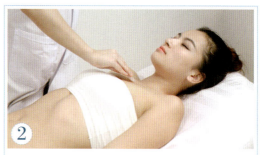
2 涂抹适量经络油。用角刮法刮拭天突穴30次,以出痧为度。

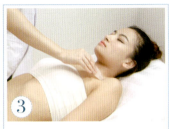

涂抹适量经络油。用角刮法刮拭中府穴30次，刮拭的速度自然平稳，以出痧为度。

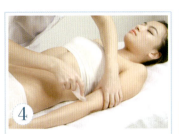

涂抹适量经络油。用角刮法刮拭尺泽穴30次，力度由轻到重，刮至皮肤出现痧痕为止。

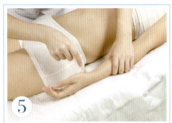

涂抹适量经络油。用角刮法刮拭太渊穴，刮至皮肤出现痧痕为止。

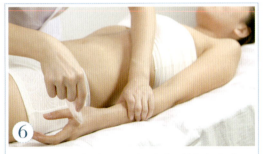

涂抹适量经络油。用角刮法刮拭合谷穴，刮至皮肤出现痧痕为止。

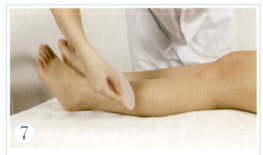

涂抹适量经络油。用面刮法刮拭丰隆穴，当有酸胀感时，停留5~10秒提起，一起一伏，反复10余次。

注意事项

①注意季节的气温变化，调整好身体，做好防寒保暖事宜，以避免感冒或风寒病邪再度侵入机体导致病情加重和缠绵不愈。

②初发病时要及时治疗，注意休息，尽理避免做劳累的工作；生活要有规律，保持充分的睡眠。

③急慢性支气管炎，在病情发作期间应忌食辛辣、鱼腥、生冷之物，不宜过食肥甘食品及过咸食品。

④戒烟少酒，情绪平稳，不发怒、少激动、勿悲伤。

⑤参加适当的体育锻炼；增强体质，室内尽量保持空气新鲜湿润，尽量少去公共场所和空气混浊的环境。

Part 5

日常养生，刮痧保健

现代人工作忙，三餐不定、作息不正常，也很少运动，以致身体总会有各种各样的不适，如眼睛疲劳、气郁攻心、胸闷等。现代科学证明，刮痧可以扩张毛细血管，增加汗腺分泌，促进血液循环，对人体有活血化瘀、调整阴阳、疏经通络、排除毒素等作用。经常刮痧，可以调整经气、解除疲劳、增加免疫功能。

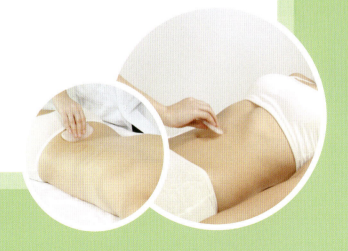

健脾养胃

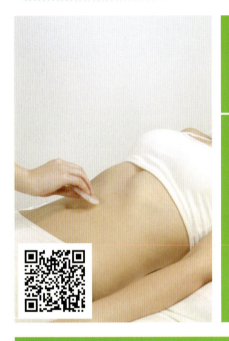

现代社会工作和生活节奏加快，人们承受的压力大，无暇顾及一日三餐，以致饮食不规律，常常暴饮暴食，引起各种胃部疾病的发作，而这些因素也会造成"脾虚"，使人出现胃胀痛、食欲差、便溏、疲倦乏力等症状。但很多人只是注意到了胃部的表现，其实脾胃都要"三分治七分养"。

功效解说 研究表明：刺激人体穴位可以行气活血，达到健脾养胃的效果。

穴位定位

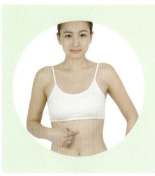

中脘
位于上腹部，前正中线上，当脐中上4寸。

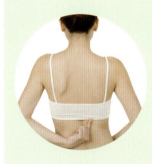

脾俞
位于背部，当第十一胸椎棘突下，旁开1.5寸。

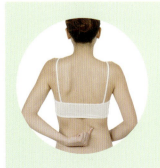

胃俞
位于背部，当第十二胸椎棘突下，旁开1.5寸。

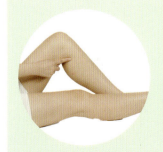

阴陵泉
位于小腿内侧，当胫骨内侧髁后下方凹陷处。

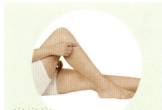

足三里
位于小腿前外侧，当犊鼻下3寸，距胫骨前缘一横指。

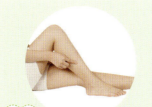

丰隆
位于小腿前外侧，当外踝尖上8寸，距胫骨前缘二横指。

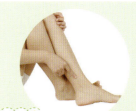

三阴交
位于小腿内侧，当足内踝尖上3寸，胫骨内侧缘后方。

刮痧方法

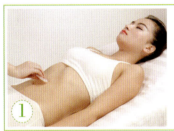

① 涂抹适量经络油。用平刮法刮拭中脘穴，力度适中，可不出痧。

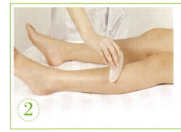

② 涂抹适量经络油。用面刮法从上往下刮拭足三里穴至丰隆穴30次，以出痧为度。

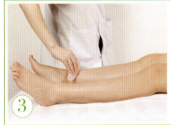

③ 涂抹适量经络油。从上往下刮拭阴陵泉穴至三阴交30次，以皮肤潮红为度。

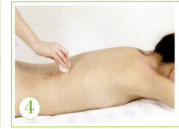

④ 涂抹适量经络油。用面刮法刮拭脾俞穴至胃俞穴10~15遍，以出痧为度。

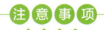

①脾胃不好的人要注意饮食问题，少吃或不吃油炸食品、生冷刺激及腌制品，最好以低脂、清淡食物为主。

②饮食及作息时间均应规律，切忌暴饮暴食，三餐要定时定量。

③要适当锻炼身体，增强脏腑功能，提高身体免疫力，运动的同时可促进胃肠蠕动，帮助消化。

疏肝解郁

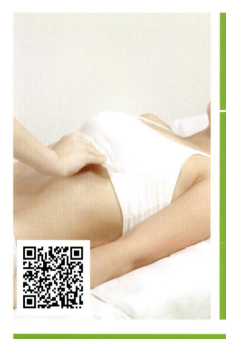

现代年轻人常用郁闷、纠结来形容心情压抑、忧郁和其他各种不良的精神状态。抑郁多因七情所伤，导致肝气郁结。而肝是人体的将军之官，它调节血液，指挥新陈代谢，承担着解毒和废物排泄的任务，保证人体血气通畅，因此护肝养肝非常重要。

功效解说：研究表明：刺激人体穴位可以疏肝解郁、养肝明目，还可以缓解肝区疼痛，起到更好的养肝、护肝效果。

穴位定位

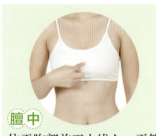

膻中
位于胸部前正中线上，平第四肋间，两乳头连线中点。

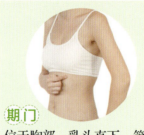

期门
位于胸部，乳头直下，第六肋间隙，前正中线旁开4寸。

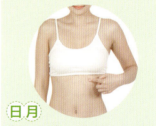

日月
位于上腹部，乳头直下，第七肋间隙，前正中线旁开4寸。

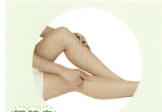

阳陵泉
位于小腿外侧，当腓骨头前下方凹陷处。

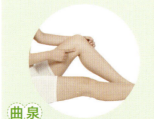

曲泉
位于膝内侧，屈膝，当膝关节内侧面横纹内侧端。

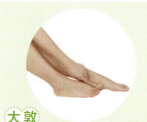

大敦
位于足大趾末节外侧，距趾甲角0.1寸（指寸）。

刮痧方法

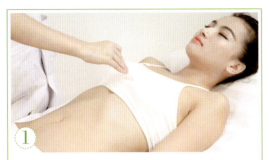

① 用角刮法从上到下刮拭膻中穴30次,力度适中,以出痧为度。

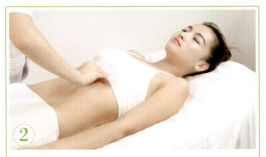

② 涂抹适量经络油。用平刮法从上向下单方向刮拭期门穴至日月穴10~15遍,力度适中,可不出痧。

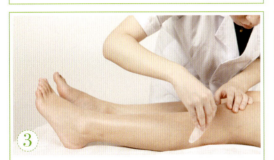

③ 涂抹适量经络油。用面刮法从上往下刮拭阳陵泉穴30次,以出痧为度。

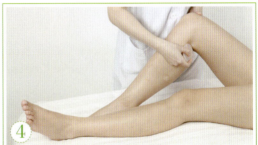

④ 涂抹适量经络油。用角刮法从上到下刮拭曲泉穴到大敦穴30次,力度适中,中间不宜停顿,以出痧为度。

注意事项

①保持室内安静,禁止喧哗,室内光线宜暗,避免强烈光线刺激。

②经常多活动、少忧愁,分散不良情绪。

③饮食以蔬菜和营养丰富的鱼、瘦肉、乳类、豆制品为宜,忌食辛辣、烟酒,少食肥甘厚味,常吃柑橘可理气解郁。

宣肺理气

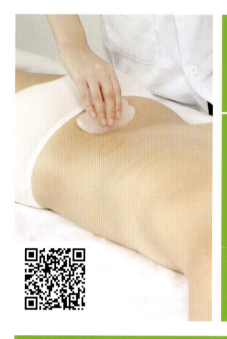

肺病是目前临床上比较常见的疾病之一，是在外感或内伤等因素影响下，造成肺脏功能失调和病理变化的病症，经常会有咳嗽、流涕、气喘等。平时可以经常到空气新鲜的地方锻炼，做做深呼吸。

功效解说：研究表明：刺激人体穴位可以滋阴润肺、开瘀通窍、调理肺气，在预防肺部疾病方面有很好的效果。

穴位定位

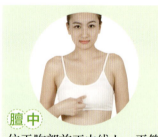

膻中
位于胸部前正中线上，平第四肋间，两乳头连线中点。

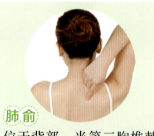

肺俞
位于背部，当第三胸椎棘突下，旁开1.5寸。

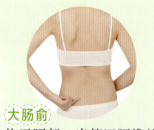

大肠俞
位于腰部，当第四腰椎棘突下，旁开1.5寸。

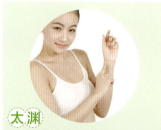

太渊
位于腕掌侧横纹桡侧，桡动脉搏动处。

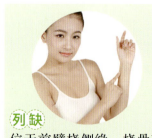

列缺
位于前臂桡侧缘，桡骨茎突上方，腕横纹上1.5寸。

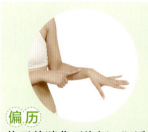

偏历
位于前臂背面桡侧，阳溪与曲池连线上，腕横纹上3寸。

刮痧方法

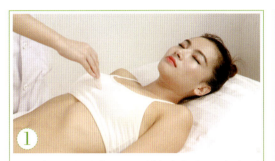

① 用单角刮法从上到下刮拭膻中穴，力度适中，可不出痧。

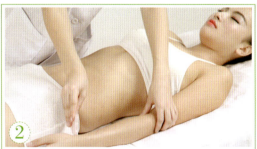

② 涂抹适量经络油。用角刮法从太渊穴经列缺穴刮至偏历穴30次，灵活地利用腕力、臂力进行刮拭，用力均匀适中，以出痧为度。

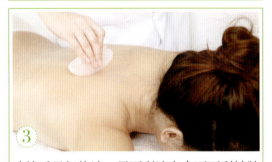

③ 涂抹适量经络油。用面刮法自上而下刮拭肺俞穴30次，以出痧为度。

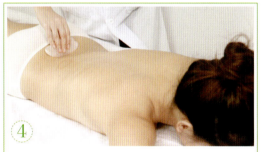

④ 涂抹适量经络油。用面刮法自上往下刮拭大肠俞穴30次，以出痧为度。

注意事项

①注意防寒保暖，防止感冒。避免在有刺激性气体及大量灰尘的的环境下工作。

②长期保持生活空间的洁净，勤通风换气。

③禁止吸烟，少食辛辣的食物，不能喝酒，不做剧烈运动。

④平时多去空气好的地方锻炼，呼吸新鲜空气。

⑤情绪不要大起大落，保持平和的心态。

补肾强腰

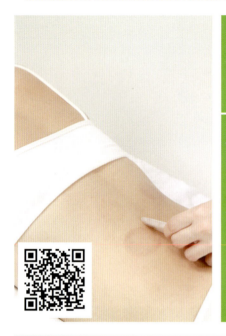

从古至今,似乎补肾仅仅是男性的专利,殊不知,夜尿频多、失眠多梦、腰腿酸软、脱发白发、卵巢早衰等这些症状在现代女性当中也是较为多见的。女性要行经、生产、哺乳,这些都是很消耗精气神的。因此无论男女皆需补肾。

功效解说 研究表明:刺激人体穴位可以疏通经络,调理人体内部的精气神,补充肾气,"肾气足",则"百病除"。

穴位定位

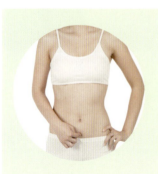

关元
位于下腹部,前正中线上,当脐中下3寸。

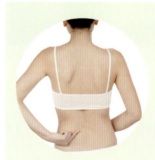

肾俞
位于腰部,当第二腰椎棘突下,旁开1.5寸。

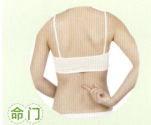

命门
位于腰部,当后正中线上,第二腰椎棘突下凹陷处。

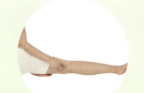

委中
位于腘横纹中点,当股二头肌腱与半腱肌肌腱的中间。

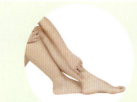

太溪
位于足内侧内踝后方,当内踝尖与跟腱之间的凹陷处。

刮痧方法

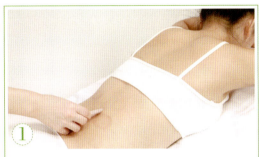

① 涂抹适量经络油。用面刮法由内向外刮拭命门穴至肾俞穴10～15遍，以出痧为度。

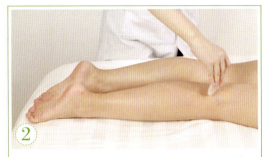

② 涂抹适量经络油。用角刮法从上到下刮拭委中穴30次，力度略重，以出痧为度。

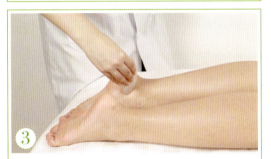

③ 涂抹适量经络油。用角刮法从上到下刮拭太溪穴30次，力度略重，以出痧为度。

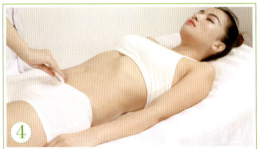

④ 涂抹适量经络油。用角刮法从上到下刮拭关元穴30次，力度适中，以出痧为度。

注意事项

①性生活要适度，不勉强，不放纵。

②无力疲乏时多吃含铁、蛋白质的食物，如木耳、大枣、乌鸡等；消化不良者多喝酸奶，吃山楂；平日护肾要多吃韭菜、海参、人参、乌鸡、家鸽等。

③经常进行腰部活动，这些运动可以健运命门，补肾纳气。

④充足的睡眠也是恢复精气神的重要保障，工作再紧张，家里的烦心事再多，到了该睡觉的时候也要按时休息。

益气养血

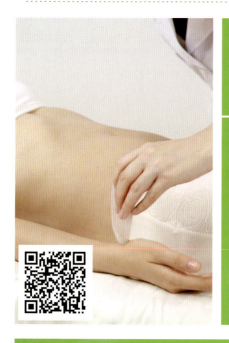

气血对人体最重要的作用就是滋养。气血充足，则人面色红润，肌肤饱满丰盈，毛发润滑有光泽，精神饱满，感觉灵敏。若气血不足皮肤容易粗糙、发暗、发黄、长斑等。

功效解说：研究表明：刺激人体某些穴位可以疏导经络，利于机体内气血的运行，可以互相辅助脏腑的功能，达到益气养血的效果。

穴位定位

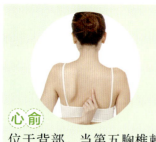

心俞 位于背部，当第五胸椎棘突下，旁开1.5寸。

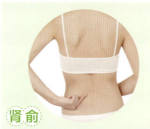

肾俞 位于腰部，当第二腰椎棘突下，旁开1.5寸。

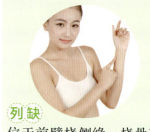

列缺 位于前臂桡侧缘，桡骨茎突上方，腕横纹上1.5寸。

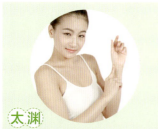

太渊 位于腕掌侧横纹桡侧，桡动脉搏动处。

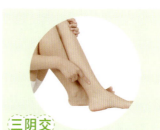

三阴交 位于小腿内侧，当足内踝尖上3寸，胫骨内侧缘后方。

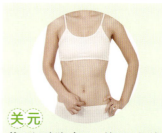

关元 位于下腹部，前正中线上，当脐中下3寸。

刮痧方法

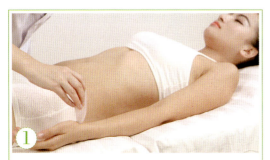

① 涂抹适量经络油。用角刮法刮拭列缺穴至太渊穴30次，力度适中，刮至出现红色点痧为止。

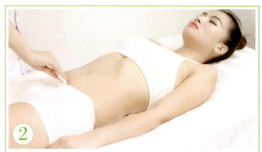

② 涂抹适量经络油。用面刮法从上向下刮拭关元穴2分钟，力度由轻渐重，以患者能承受为宜。

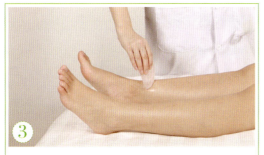

③ 涂抹适量经络油。用角刮法刮拭三阴交穴30次，力道略重，以出痧为度。

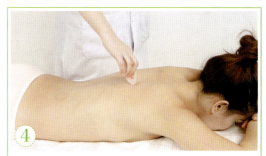

④ 涂抹适量经络油。用角刮法刮拭心俞穴至肾俞穴10～15遍，力道略重，至皮肤出现红色或紫色痧点为止。

注意事项

①日常生活中也应该注意饮食调养，比如平时可以多吃一些下列食物：补气的食物有菱角、栗子、糯米、泥鳅、胡萝卜、香菇、豆腐、红薯、牛肉、鸡肉、黄鱼等，这些食物都可健脾益气；补血食物有猪心、猪肝、龙眼肉、花生、菠菜、黑木耳、红枣、莲子、蜂蜜、芦笋、乌鸡、金针菜等，这些食物都有补血养血之功。

②适度的身体锻炼能够增强体质，使气血更容易恢复正常。

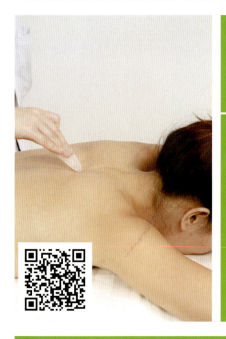

降压降糖

被称为"富贵病"的高血压、高血糖,已如"旧时王谢堂前燕,飞入寻常百姓家",它们俨然已是人类致命的"头号杀手",在中国的十大死亡原因中,与高血压、高血糖相关的死亡人数占总死亡人数的27%。

功效解说:研究表明:刺激人体某些穴位,可以调节经气,改善机体生理功能,使代谢系统恢复正常运作。

穴位定位

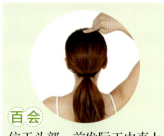

百会
位于头部,前发际正中直上5寸,两耳尖连线的中点。

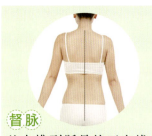

督脉
从大椎到骶骨的正中线上各穴位。

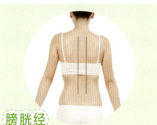

膀胱经
从肺俞到肾俞之间的各膀胱经穴位。

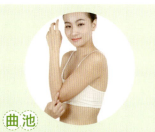

曲池
位于肘横纹外侧,屈肘,尺泽与肱骨外上髁连线中点。

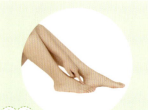

太冲
位于足背侧,当第一跖骨间隙的后方凹陷处。

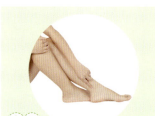

太溪
位于足内侧,内踝后方,内踝尖与跟腱之间的凹陷处。

刮痧方法

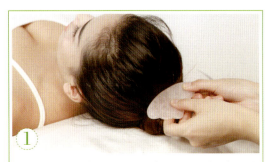

① 用面刮法刮拭百会穴30次，至患者感到头皮发热为止。

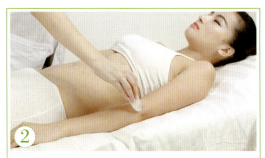

② 涂抹适量经络油。用角刮法刮拭曲池穴30次，力度适中，至痧痕显现。

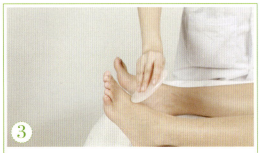

③ 涂抹适量经络油。用角刮法刮拭太冲穴30次，力度适中，至潮红发热为度。

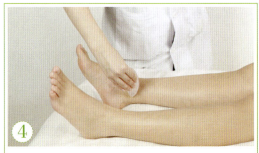

④ 涂抹适量经络油。用角刮法刮拭太溪穴30次，力度适中，至潮红发热为度。

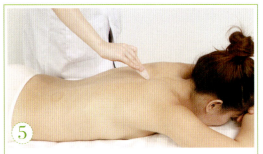

⑤ 涂抹适量经络油。用刮痧板角部从上往下刮拭督脉30次，力度适中，至潮红发热为度。

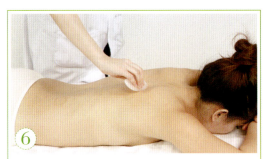

⑥ 涂抹适量经络油。用面刮法从上而下刮拭两侧背部膀胱经10～15遍，至出痧为止。

消除疲劳

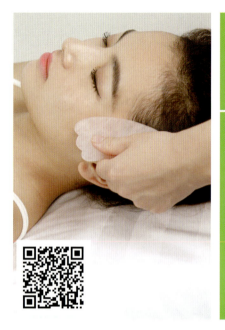

由于现代社会生活节奏快,造成身体疲劳的原因也较为复杂。一般将疲劳分为以下几种:体力疲劳、脑力疲劳、病理疲劳、精神疲劳。人经常疲劳主要是因为身体营养不均衡,免疫力低下所致。

功效解说:研究表明:刺激人体某些穴位可以通调气血,焕发身体活力,促进机体的修复功能,达到消除疲劳的作用。

穴位定位

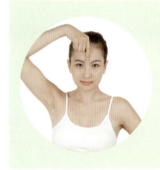

印堂
位于额部,当两眉头之中间。

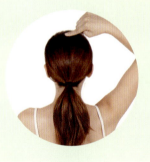

百会
位于头部,当前发际正中直上5寸,或两耳尖连线的中点处。

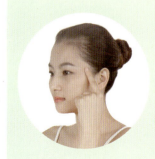

太阳
位于颞部,当眉梢与目外眦之间,向后约一横指的凹陷处。

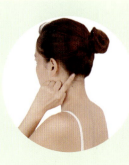

风池
位于项部,当枕骨之下的凹陷处,与风府穴相平。

Part 5 日常养生，刮痧保健

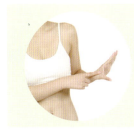
合谷 位于手背第一、二掌骨间，约当第二掌骨桡侧的中点处。

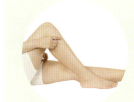
足三里 位于小腿前外侧，当犊鼻下3寸，距胫骨前缘一横指（中指）。

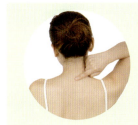
大椎 位于后正中线上，第七颈椎棘突下凹陷中。

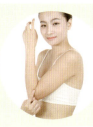
曲池 位于肘横纹外侧端，屈肘，当尺泽穴与肱骨外上髁连线中点。

刮痧方法

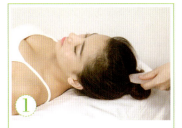
① 用点刮法刮拭百会穴30次，刮至皮肤潮红发热为止。

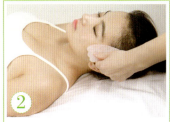
② 用平刮法刮拭印堂穴至太阳穴30次，力度适中，以有酸胀感，能承受为度。

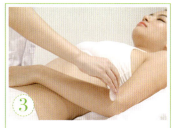
③ 涂抹适量经络油。用面刮法刮拭曲池穴30次，力度略重，以出现红色点痧为度。

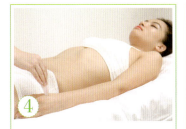
④ 涂抹适量经络油。用角刮法刮拭合谷穴30次，力度适中，以出现红色点痧为度。

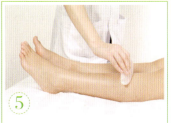
⑤ 涂抹适量经络油。用面刮法从上到下刮拭足三里穴30次，以出痧为度。

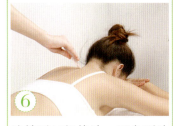
⑥ 涂抹适量经络油。用角刮法由上到下从风池穴刮至大椎穴30次，以出痧为度。

延年益寿

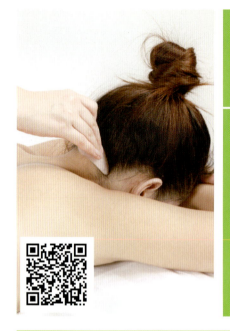

寿命长短与多种因素有关，良好的行为和生活方式对人的寿命的影响远比基因、遗传要大得多。心态良好，适当参加运动，坚持合理健康的饮食方式，都是可以帮助我们延年益寿的。

功效解说：研究表明：刺激人体某些穴位可以舒经活络，利于气血的运行，促进人体的新陈代谢，增强脏腑功能，达到延年益寿的效果。

穴位定位

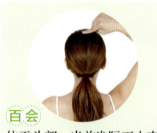

百会 位于头部，当前发际正中直上5寸，两耳尖连线中点处。

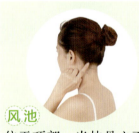

风池 位于项部，当枕骨之下的凹陷处，与风府相平。

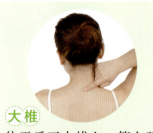

大椎 位于后正中线上，第七颈椎棘突下凹陷中。

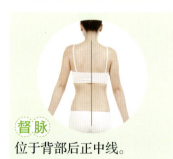

督脉 位于背部后正中线。

膻中 位于胸部前正中线上，平第四肋间，两乳头连线中点。

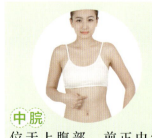

中脘 位于上腹部，前正中线上，当脐中上4寸。

Part 5 日常养生，刮痧保健

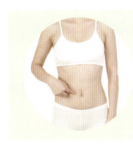

天枢
位于腹中部，距脐中2寸。

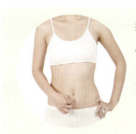

气海
位于下腹部，前正中线上，当脐中下1.5寸。

刮痧方法

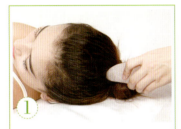

① 用刮痧板角部点揉百会穴15~30次，至局部皮肤潮红发热为度。

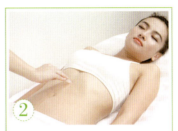

② 涂抹适量经络油。用角刮法从上到下刮拭膻中穴至中脘穴30次，力度略轻。

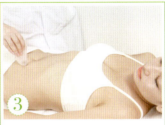

③ 涂抹适量经络油。用角刮法刮拭天枢穴30次，刮至潮红出痧为度。

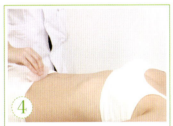

④ 涂抹适量经络油。用面刮法刮拭气海穴30次，力道略重，以出痧为度。

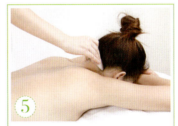

⑤ 用点刮法刮拭风池穴30次，力度适中，以自我感觉舒适为度。

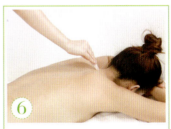

⑥ 涂抹适量经络油。用角刮法从大椎穴沿着督脉往下刮拭10~15遍，以出痧为度。

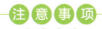

注意事项

①保证睡眠充足。睡眠不足会增加肥胖症、高血压和心脏病的危险。这些都是缩短寿命的危险因素。

②保持乐观心态。乐观者更长寿，生活方式更健康，更能防病抗病。

美容养颜

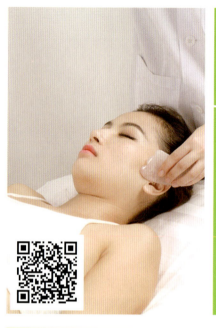

爱美是女人的天性，好气色能为女人增添不少光彩。我们常夸人"面带红光"，这便是一种气色充盈的外在表现。但是女人过了黄金年龄后，容颜极易衰老，气色也极易变差。

功效解说　研究表明：刺激人体某些穴位可以调节相应的脏腑，起到改善皮肤微循环的作用。

穴位定位

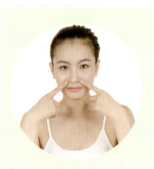

迎香
位于鼻翼外缘中点旁，当鼻唇沟中。

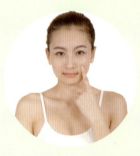

巨髎
位于面部，瞳孔直下，平鼻翼下缘处，当鼻唇沟外侧。

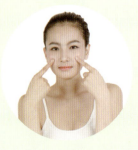

颧髎
位于面部，当目外眦直下，颧骨下缘凹陷处。

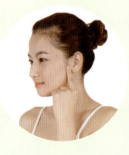

下关
位于面部耳前方，当颧弓与下颌切迹所形成的凹陷中。

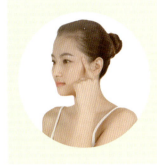
太阳 位于颞部,当眉梢与目外眦之间,向后约一横指的凹陷处。

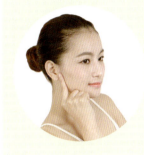
听宫 位于面部,耳屏前,下颌骨髁状突的后方,张口时呈凹陷处。

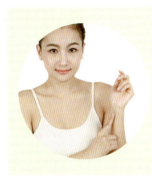
内关 位于前臂掌侧,当曲泽与大陵的连线上,腕横纹上2寸。

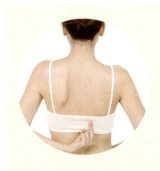
肝俞 位于背部,当第九胸椎棘突下,旁开1.5寸。

刮痧方法

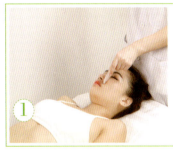
① 用刮痧板角部依次点压迎香穴、巨髎穴、颧髎穴、下关穴、太阳穴、听宫穴各10次。

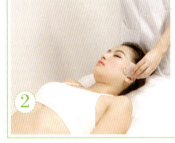
② 用角刮法刮拭颧髎穴、听宫穴、太阳穴和迎香穴,刮拭5~10次。

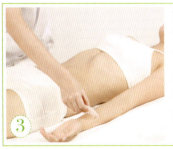
③ 涂抹适量经络油。用面刮法刮拭内关穴2分钟,力度适中,以潮红出痧为度。

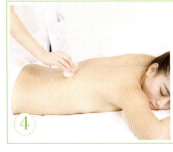
④ 涂抹适量经络油。用面刮法从上向下刮拭肝俞穴30次,力度适中,以出痧为度。

瘦身降脂

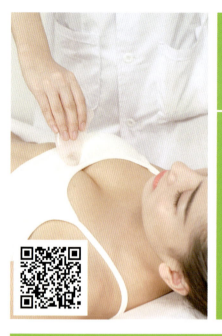

由于现在物质生活的极大丰富和生活条件的极为优越，使得现代人身体里面的能量摄入与能量消耗，形成了严重的不平衡——"入"常常大于了"出"，这也是导致很多人发胖的根本原因。

功效解说　研究表明：刺激人体某些穴位可以疏经活络，加速体内脂肪的燃烧，促进新陈代谢，从而达到瘦身降脂的效果。

穴位定位

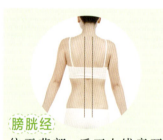

膀胱经
位于背部，后正中线旁开1.5寸。

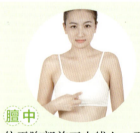

膻中
位于胸部前正中线上，平第四肋间，两乳头连线中点。

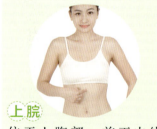

上脘
位于上腹部，前正中线上，当脐中上5寸。

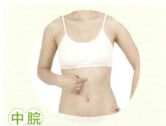

中脘
位于上腹部，前正中线上，当脐中上4寸。

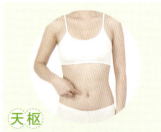

天枢
位于腹中部，距脐中2寸。

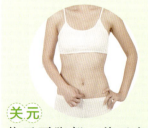

关元
位于下腹部，前正中线上，当脐中下3寸。

Part 5 日常养生，刮痧保健

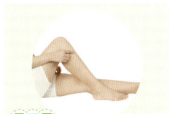

足三里
位于小腿前外侧，当犊鼻下3寸，距胫骨前缘一横指。

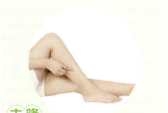

丰隆
位于小腿前外侧，外踝尖上8寸，距胫骨前缘二横指。

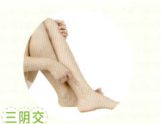

三阴交
位于小腿内侧，当足内踝尖上3寸，胫骨内侧缘后方。

刮痧方法

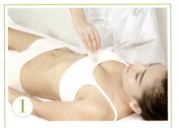

① 用角刮法从上往下刮拭膻中穴30次，力度不宜太重，至潮红出痧为度。

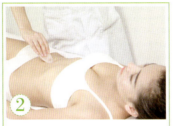

② 涂抹适量经络油。用角刮法从上往下刮拭上脘穴至中脘30次，刮至皮肤发红，出痧为止。

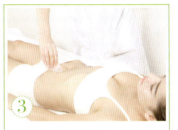

③ 涂抹适量经络油。用角刮法刮拭天枢穴，力度略轻，刮拭15～30次，以出痧为度。

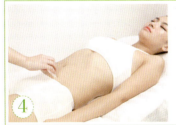

④ 涂抹适量经络油。用角刮法刮拭关元穴，刮拭15～30次，以出痧为度。

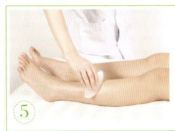

⑤ 涂抹适量经络油。用角刮法从上向下刮拭足三里穴至丰隆穴，刮拭15～30次。

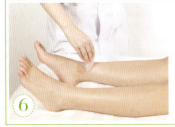

⑥ 涂抹适量经络油。用角刮法从上向下刮拭三阴交穴，刮拭15～30次。

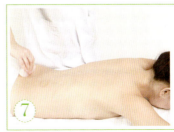

⑦ 涂抹适量经络油。用面刮法从上往下刮拭膀胱经10～15遍，出痧为度。

调经止带

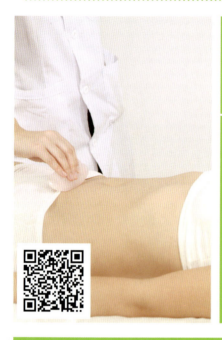

每个月有那么几天，都是女性颇为烦恼的日子。有规律、无疼痛地度过了还算好，如果碰到不按规律"办事"的时候，的确够女性朋友们烦恼的。尤其是当出现月经不调、白带增多，有异味等症状时，女性朋友应及时到医院检查身体。

功效解说 研究表明：刺激人体某些穴位可以行气活血，有效地改善女性痛经、带下病等病症。

穴位定位

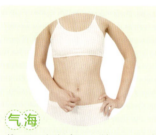

气海
位于下腹部，前正中线上，当脐中下1.5寸。

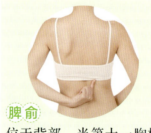

脾俞
位于背部，当第十一胸椎棘突下，旁开1.5寸。

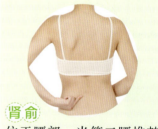

肾俞
位于腰部，当第二腰椎棘突下，旁开1.5寸。

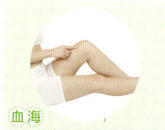

血海
位于髌底内侧端上2寸，当股四头肌内侧头隆起处。

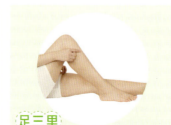

足三里
位于小腿前外侧，当犊鼻下3寸，距胫骨前缘一横指。

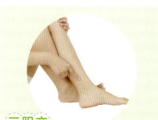

三阴交
位于小腿内侧，当足内踝尖上3寸，胫骨内侧缘后方。

刮痧方法

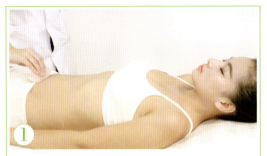

① 涂抹适量经络油。用面刮法刮拭气海穴30次，力度由轻加重，至潮红发热为度。

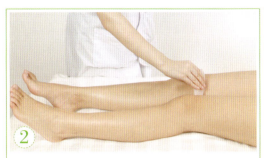

② 涂抹适量经络油。用面刮法刮拭血海穴至三阴交穴30次，从上往下，中间不宜停顿，以潮红出痧为度。

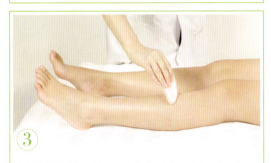

③ 涂抹适量经络油。用角刮法刮拭小腿外侧，重点刮拭足三里穴30次，以潮红出痧为度。

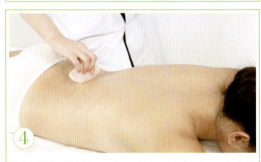

④ 涂抹适量经络油。用面刮法从上到下刮拭脾俞穴至肾俞穴30次，以出痧为度。

注意事项

①注意经期及性生活卫生，防止经、产期间上行感染，积极预防和治疗可能引起经血潴留的疾病。

②经期应注意保暖，忌寒、凉、生、冷刺激，防止寒邪侵袭。注意休息，减少疲劳，加强营养，增强体质。应尽量控制剧烈的情绪波动，避免强烈的精神刺激，保持心情愉快。平时要防止房劳过度，经期绝对禁止性生活。

③经期要注意饮食调理，经前和经期忌食生冷寒凉之品。

排毒通便

近年来，患便秘的中青年人呈明显上升趋势，工作压力大，心理上过度紧张，加上缺乏身体锻炼，活动量小，都是导致便秘的主要原因。便秘会导致毒素在体内堆积，影响身体健康。

功效解说：研究表明：刺激人体某些穴位可以调理肠胃、行气活血，对防治便秘及习惯性便秘者改善症状都有良好的效果。

穴位定位

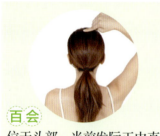

百会 位于头部，当前发际正中直上5寸，两耳尖连线的中点。

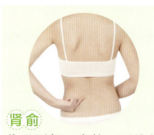

肾俞 位于腰部，当第二腰椎棘突下，旁开1.5寸。

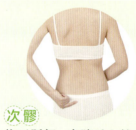

次髎 位于骶部，当髂后上棘内下方，适对第二骶后孔处。

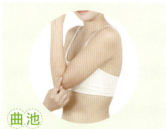

曲池 位于肘横纹外侧，屈肘，尺泽与肱骨外上髁连线中点。

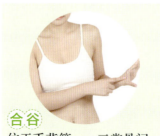

合谷 位于手背第一、二掌骨间，当第二掌骨桡侧的中点处。

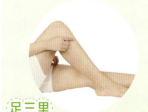

足三里 位于小腿前外侧，当犊鼻下3寸，距胫骨前缘一横指。

刮痧方法

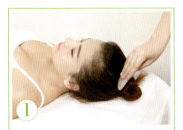

① 用泻法按照梳头的顺序刮拭全头，然后找到百会穴，再用单角法刮拭百会穴15～30次，以头部潮红发热为度。

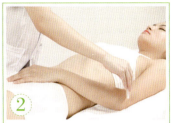

② 涂抹适量经络油。用面刮法从上往下刮拭曲池穴30次，力度适中，至出现红色或紫色点状痧痕为止。

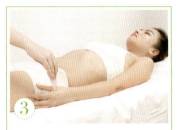

③ 涂抹适量经络油。用角刮法刮拭合谷穴30次，力度适中，至出现红色或紫色点状痧痕为止。

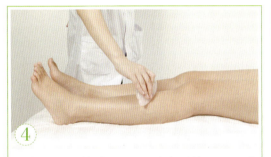

④ 涂抹适量经络油。用面刮法刮拭足三里穴30次，至出现红紫色点状痧痕为止。

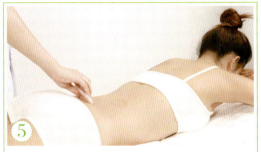

⑤ 涂抹适量经络油。用面刮法刮拭肾俞穴到次髎穴30次，至痧痕显现即可。

注意事项

①避免进食过少或食品过于精细、缺乏残渣、以致对结肠运动的刺激减少。

②建议增加饮水量，进行中等强度的锻炼，并养成定时排便的习惯。排便要形成规律，不要拖延。如果经常拖延大便时间，破坏良好的排便规律，可使排便反射减弱，引起便秘。

③散步、跑步、深呼吸、练气功、打太极拳、转腰抬腿以及体力劳动等，可使胃肠活动加强，食欲增加，膈肌、腹肌、肛门肌得到锻炼，提高排便动力，预防便秘。

强身健体

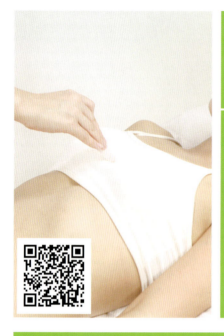

人吃五谷杂粮，没有不生病的，而疾病和损伤的确是影响健康和长寿的重要因素。而平时注意饮食，再用锻炼身体的方法提高体质，增强抵抗力来预防疾病是强身健体的主要方法。

功效解说 研究表明：刺激人体某些穴位则可以调和脏腑，使气血宣通畅达，有效预防和治疗各种疾病，达到强身健体的效果。

穴位定位

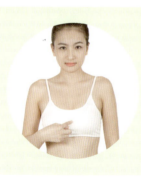

膻中
位于胸部，当前正中线上，平第四肋间，两乳头连线的中点。

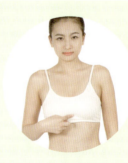

中庭
位于胸部，当前正中线上，平第五肋间，即胸剑结合部。

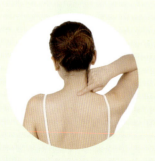

大椎
位于后正中线上，第七颈椎棘突下凹陷中。

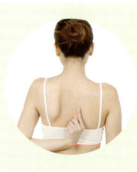

心俞
位于背部，当第五胸椎棘突下，旁开1.5寸。

Part 5 日常养生，刮痧保健

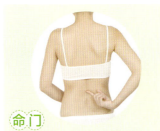

命门
位于腰部，当后正中线上，第二腰椎棘突下凹陷中。

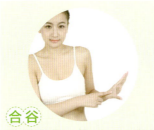

合谷
位于手背，第一、二掌骨间，当第二掌骨桡侧的中点处。

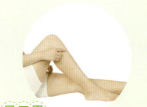

足三里
位于小腿前外侧，当犊鼻下3寸，距胫骨前缘一横指（中指）。

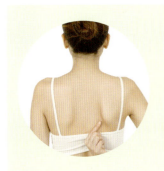

神堂
位于背部，当第五胸椎棘突下，旁开3寸。

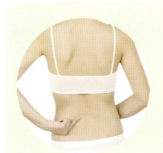

肾俞
位于腰部，当第二腰椎棘突下，旁开1.5寸。

刮痧方法

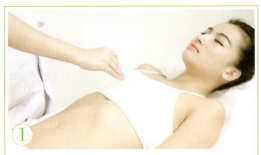

① 用角刮法从上到下刮拭膻中穴至中庭穴30次，力度略轻，中间不宜停顿，以出现红色痧点为度。

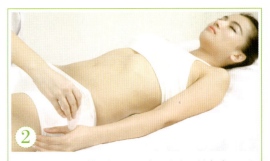

② 涂抹适量经络油。用角刮法刮拭合谷穴15～30次，力度适中，可不出痧。

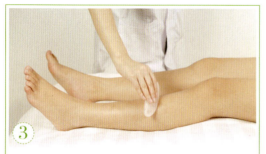

③ 涂抹适量经络油。用面刮法刮拭小腿外侧足三里穴15～30次，力度略重，以潮红出痧为度。

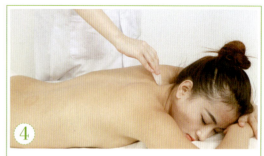

④ 涂抹适量经络油。用点按法刮拭大椎穴30次，至出现红色或紫色痧痕为止。

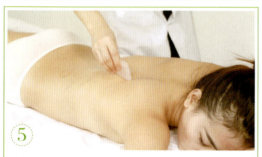

⑤ 涂抹适量经络油。用面刮法由内往外刮拭心俞穴至神堂穴10～15遍，力度略重，连贯刮拭，以出现痧痕为度。

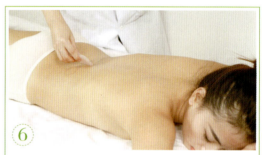

⑥ 涂抹适量经络油。用角刮法由内往外刮拭命门穴至肾俞穴10～15遍，力度以患者能承受为度。

注意事项

强身健体主要从以下几个方面着手：

①要多吃富含蛋白质、维生素、矿物质元素的食物，如黄瓜、西红柿、蘑菇、酸奶、萝卜等；少吃含脂肪量过高以及过甜的食物。

②不抽烟，不喝酒。

③每天进行30~40分钟的锻炼，如跑步、游泳、跳舞等，可有效增强抵抗力。

④培养多种兴趣，保持精力旺盛，学会减压，保持心情愉快。

⑤避免熬夜，保证充足的睡眠，并提高睡眠质量。

Part 6 四季穴位刮痧——春夏秋冬皆安康

大自然的四季变化与人体的五脏六腑是相通相连的，每一个季节都对应着人体的一个脏器，如春季对应肝脏，秋季对应肺脏等。所以到了一个季节，养护一种脏器是"顺时而下"的。而养护脏器的方法很多，但其宗旨都一样，都是为了使其工作、功能正常。刮痧亦然，使用得当，保人四季康健，益寿延年。

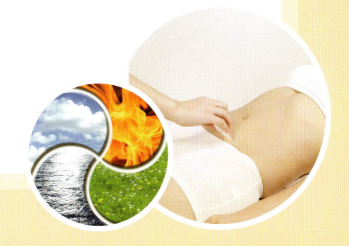

春季养肝

取穴：太冲、肝俞、阳陵泉、三阴交

养肝要点

四季当中有人认为，春季是最好的季节，因为春季万物复苏，自然界的任何东西都焕然一新。草木绿了，花开了，一切的一切都被唤醒了，人体的机能代谢也都开始活跃了起来。在中医的五脏对五行学说中，肝属木，主升发，其对应的季节也恰好是春季。另外，春季也是阳气旺盛的季节，理应顺应自然界的规律，所以春季宜养肝。

说到肝脏，大家对它陌生吗？说起肝脏，我们耳熟能详的就是肝病、肝炎之类的，有点医学常识的会说，肝脏是人体最大的消化器官，也是一个解毒器官。那看看中医是如何认识肝脏的吧。

中医认为，肝脏为五脏之一，位于右胁部，既是人体重要的脏器也是人体最大的器官，其阴阳属性为阴中之阴，故又称厥阴。肝具有升发、喜舒畅、恶抑郁的特性。其功能为主疏泄、主藏血、开窍于目，与胆相表里，故有"肝胆相照"之称。此外，肝脏还有主藏魂、司生殖的作用。

我们了解了肝的作用及所属情况，大致也就清楚了肝脏需如何调理。

根据肝喜舒畅、恶抑郁，遇怒则气结的特性，我们首先要做到的就是调养情志。要保持心情愉快，心境开阔、豁达。性情开朗，气机就畅通，肝气自然也就调和，反之则相反。

其次是要养血，因为肝藏血、主疏泄，肝血不足也会引发多种疾病。

最后就是要调控饮食，要少食对肝脏不利的食物，如腌渍、油炸等食物，因为春季肝脏代谢较为活跃，食用后对肝脏损害较大。应多食用大蒜、洋葱、海带、黄瓜、萝卜、香菇、黑木耳、蘑菇等。

 大蒜　 洋葱　海带　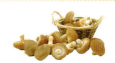 香菇　 黑木耳

大蒜有抗菌消炎的作用，可保护肝脏；洋葱可预防癌症，维护心血管健康；海带祛脂降压、散结抗癌；香菇对癌细胞有强烈的抑制作用；黑木耳适合心脑血管疾病患者食用。春季经常食用以上食材有助于养肝护肝。

对肝脏有益的穴位

太冲——疏肝养血

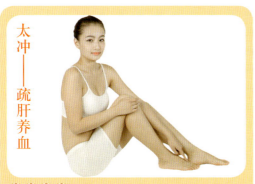

精准定位 位于足背侧,当第一跖骨间隙的后方凹陷处。

主治疾病 头痛、眩晕、疝气、月经不调、遗尿、癫狂、腹胀、黄疸、目赤肿痛。

刮痧方法 用面刮法从跖趾关节向足尖方向刮拭太冲穴3～5分钟。

肝俞——清肝明目

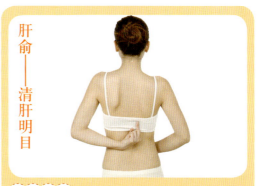

精准定位 位于背部,当第九胸椎棘突下,旁开1.5寸。

主治疾病 黄疸、胁痛、脊背痛、目赤、目视不明、夜盲、吐血、眩晕。

刮痧方法 用面刮法从上向下刮拭肝俞穴30次,力度微重,以出痧为度。

阳陵泉——清热祛湿

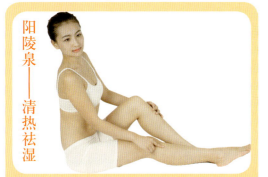

精准定位 位于小腿外侧,当腓骨头前下方凹陷处。

主治疾病 下肢麻木、胁肋痛、口苦、呕吐、黄疸、经痛、肝炎、胆囊炎、膝关节炎。

刮痧方法 用面刮法刮拭阳陵泉穴3～5分钟,以出痧为度。

三阴交——益肝调血

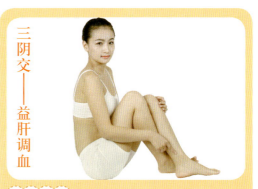

精准定位 位于小腿内侧,当足内踝尖上3寸,胫骨内侧缘后方。

主治疾病 崩漏、月经不调、经痛、带下、不孕、闭经、失眠、更年期综合征。

刮痧方法 用角刮法从上向下刮拭三阴交穴3～5分钟。

夏季疗心

取穴：极泉、少海、劳宫、内关

养心要点

夏季是"酷暑难当"的季节，用一个"热"字都不足以形容"长夏三月"。俗话说"春生夏长，秋收冬藏"，夏季是阳气最为旺盛的季节，阳气逐渐增长。五行学说讲夏主阳，属火，中医的五脏对五行学说谈到，心属火，与夏季相对，所以人体的心与夏季是相通的。在生活中夏季与心脏的紧密关系已不是不可公开的"秘密"，如在夏季，人的运动量较大，功能活动增强，气血旺盛，又心主血脉，所以心脏的跳动也会随之增强。即夏季到来，心脏活跃。所以为顺应时节变化，夏季故应养心。

心脏，古人称之为"五脏六腑之大主"，这其中与心藏神、主神志是分不开的。说到心脏，你对它的认识有多深刻呢？大概很多人都会想到，心跳停止，人的生命也就"呜呼哀哉"了。从西医的角度讲，医生判断一个人是否有生命体征的依据是：有呼吸、脉搏、血压、体温。其中后三项分别与心脏直接相关，而间接的也会影响呼吸，所以心脏的重要性也就不言而喻了。

到了炎热的夏季，多数人易产生烦躁情绪，古人云"心宜正而不宜乱"，此处的乱就是指烦躁、不平和的心理，所以夏季养心，正所谓"心静自然凉"。另外，要保持有充足的睡眠，因为睡能安神，而心主神，有利于心脏。夏季提倡"夜睡早起"，意思就是说要睡得晚，起得早。

同时，到了夏季很多人脸上就容易长痘痘，这与身体内的心火和肺热是密不可分的，所以夏季要清心火、降暑热，在饮食调理上应多吃些利水祛湿、清凉解热的食物或水果，如冬瓜、苦瓜、绿豆、西瓜、西红柿、黄瓜等。

冬瓜

苦瓜

绿豆

西瓜

西红柿

冬瓜性寒味甘，能清热生津，解暑除烦；苦瓜利尿活血、消炎退热、清心明目；绿豆消肿通气，清热解毒；西瓜具有清热解暑、泻火除烦、降血压等作用；西红柿健胃消食、生津止渴、清热解毒。夏季常食用以上食材，有助于防暑养心。

对心脏有益的穴位

极泉——宁神宽胸

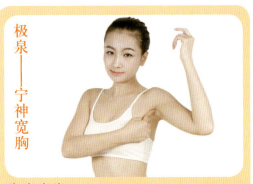

精准定位 位于腋窝顶点,腋动脉搏动处。

主治疾病 心痛、胸闷、肩周炎、腋臭、咽干烦渴、胁肋疼痛。

刮痧方法 用角刮法从上向下刮拭极泉穴3~5分钟。

少海——益气安神

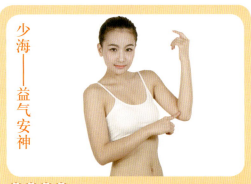

精准定位 屈肘,位于肘横纹内侧端与肱骨内上髁连线的中点处。

主治疾病 神经衰弱、头痛、眩晕、三叉神经痛、肋间神经痛、肘臂疼痛、心痛。

刮痧方法 用角刮法从上向下刮拭少海穴3~5分钟,以出痧为度。

劳宫——清心泻热

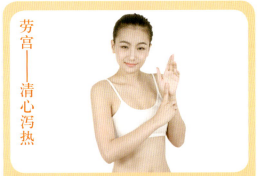

精准定位 位于手掌心,当第二、三掌骨之间,偏于第三掌骨。

主治疾病 心痛、心悸、癫狂、口疮、口臭、中风、善怒、黄疸、鹅掌风。

刮痧方法 用角刮法从上向下刮拭劳宫穴3~5分钟。

内关——宁心安神

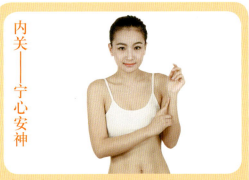

精准定位 位于前臂正中,腕横纹上2寸,桡侧腕屈肌腱同掌长肌腱之间。

主治疾病 心痛、心悸、胸痛、胃痛、呕吐、失眠、眩晕、头痛、月经痛、热病。

刮痧方法 用角刮法从上向下刮拭内关穴3~5分钟。

秋季补肺

取穴：尺泽、列缺、鱼际、肺俞

养肺要点

秋季是一个收获的季节，人们常用"秋高气爽"来形容秋天，大概是因为秋季天气适宜的缘故，较为稳定的缘故。随着天气的逐渐转凉，不少人都容易出现口干舌燥、鼻干、咽干、舌干少津、皮肤干燥等症状。中医认为，秋燥之气最易伤肺。因为肺脏直接与大气相通，且与皮肤有密切的关系。冷空气到来后，最容易刺激呼吸系统，引发呼吸道疾病。所以秋季要养护肺脏。

肺脏是人体重要的器官，在西医中，对肺的认识仅仅存在于解剖学和生理学上，那么，中医对肺脏是如何认识的呢？传统医学认为，肺位于胸腔之内，为五脏之华盖，是高清之脏，也是尤为娇嫩的脏器，具有外主一身皮毛，开窍于鼻，与大肠互为表里的特性。它的主要功能是主气，司呼吸，主宣发、肃降，通调水道。概括起来说，肺脏就是主管人体的呼吸运动、布散津液和促进体液代谢的脏器。

肺既然是如此重要的脏器，那我们就应该好好地"呵护"。那么你知道肺脏该如何调如何养吗？

首先肺是喜湿而恶燥的，所以秋季要注意多补充水分，最好每天喝1500～2000毫升水。

其次，说到秋天很多人就联想到了"悲秋"、"哀嚎"等伤感之类的词句。殊不知这些伤感情绪是最易伤肺气的，相反，我们应该"开怀大笑"，因为笑能使肺部扩张，使呼吸通畅，改善肺部功能。笑能扩大胸怀，使人变得相对年轻，正所谓"笑一笑十年少"。

最后就是在饮食调理上，提倡清淡饮食，避免食用辛辣刺激之品。因为辛辣刺激食物会耗损津液，易给秋天的燥气"火上浇油"。应多食用梨、柑橘、柿子、百合、萝卜、莲藕等，以上食材有助于宣肺止咳。

梨

柑橘

柿子

百合

萝卜

梨润肺生津、止咳化痰；柑橘生津止咳、润肺止痰；柿子润肺止咳、清热生津、化痰软坚；百合对肺结核类秋燥病症有较好疗效；萝卜能清热化痰、生津止咳、益胃消食。秋季常食用以上食材有助于补肺。

对肺脏有益的穴位

尺泽——清宣肺气

精准定位 位于肘横纹中，肱二头肌腱桡侧凹陷处。

主治疾病 感冒、咽喉肿痛、扁桃体炎、咳嗽、支气管炎、肺炎、肋间神经痛。

刮痧方法 用面刮法从上向下刮拭尺泽穴3~5分钟。

列缺——止咳平喘

精准定位 位于前臂部，桡骨茎突上方，腕横纹上1.5寸，肱桡肌与拇长展肌腱之间。

主治疾病 咳嗽、感冒、气喘、咽喉肿痛、面神经麻痹、牙痛、颈项强直。

刮痧方法 用角刮法从上向下刮拭列缺穴3~5分钟，以出痧为度。

鱼际——利咽消炎

精准定位 位于手拇指本节后凹陷处，约当第一掌骨中点桡侧，赤白肉际处。

主治疾病 咽喉肿痛、咯血、失声、感冒发热、咳嗽、扁桃体炎、腮腺炎、支气管炎。

刮痧方法 用刮痧板棱角刮鱼际穴，施以旋转回环的连续动作3~5分钟。

肺俞——宣肺平喘

精准定位 位于背部，当第三胸椎棘突下，旁开1.5寸。

主治疾病 咳嗽、气喘、肺炎、支气管炎、鼻塞、吐血、盗汗。

刮痧方法 用面刮法从上而下刮拭肺俞穴30次，力度微重，出痧为度。

冬季固肾

取穴：关元、气海、涌泉、命门

养肾要点

古人云"天地闭藏，水冰地坼"。冬季给人的印象就是"草木枯萎"、"万物萧瑟"。冬季白天阳光少，夜晚时分长，阳气内敛，寒邪、阴气增长，人体的各个器官都呈现出收缩的迹象，肌肉、肌腱的伸展渐少，这也恰好体现出了冬季主"藏"的特性。

冬季为主导寒气的季节，寒为阴邪，寒气直逼人体后，易伤人体阳气，人体阳气虚弱，体内生理机能就会受到抑制，从而产生出一系列寒象，如四肢冰凉、怕冷等。中医认为肾为先天之本、生命之源，它的机能强健可调节机体适应严冬的变化，肾气虚弱，就会使新陈代谢失调而发病，因此，冬季养生重点是养肾。

中医认为肾为五脏之一，肾藏有"先天之精"，为脏腑阴阳之本。肾脏有藏精，主生长、发育、生殖和水液代谢，主骨生髓，外荣于发，开窍于耳及二阴的特性。其中藏精是肾的主要生理功能，肾中精气是机体生命活动之本，对机体各方面的生理活动均起着极其重要的作用。

在冬季肾气是易被耗损的，所以要调补肾气，以应机体之需。当然如何调养也就成了当务之急。

首先睡觉养生，补益肾气。冬季提倡"早睡晚起"，意思就是说，夜晚要早早地入睡，以藏益阳气，起床时间最好在太阳出来后。同时要避免房事过多，以免耗损肾精。

其次是运动强身，抵御寒气。在冬季多参与一些体育活动可以增强机体的耐寒力和增强机体免疫功能。

最后就是饮食调养。补益肾气可以食用一些养肾的食物，如山药、枸杞、羊肉、狗肉及一些黑色食物，如黑芝麻、黑木耳、黑豆等。

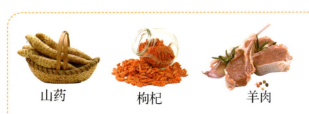

山药　　枸杞　　羊肉　　黑芝麻　　黑木耳

山药滋养强壮，助消化；枸杞滋肾、润肺；羊肉开胃健身、益肾气；黑芝麻补肝肾、滋五脏、益精血；黑木耳补气养血。冬季常食用以上食材有助于补肾强腰。

对肾脏有益的穴位

关元——培肾固本

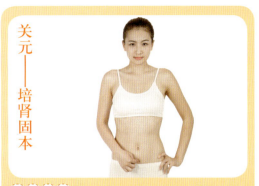

精准定位 位于下腹部，前正中线上，当脐中下3寸。

主治疾病 遗精、阳痿、疝气、遗尿、淋浊、尿频、尿血、月经不调、带下、崩漏。

刮痧方法 用面刮法从上而下刮拭关元穴30次，力度微重，以出痧为度。

气海——益肾固精

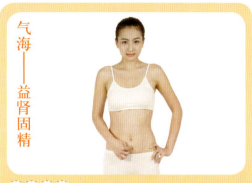

精准定位 位于下腹部，前正中线上，当脐中下1.5寸。

主治疾病 小便不利、遗尿、遗精、阳痿、疝气、月经不调、崩漏、带下。

刮痧方法 用面刮法从上而下刮拭气海穴30次，力度微重，以出痧为度。

涌泉——滋阴益肾

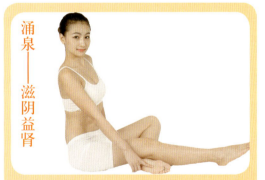

精准定位 位于足前部凹陷处，第二、第三趾趾缝纹头端与足跟连线的前1/3处。

主治疾病 小便不利、畏寒症、肾脏病、头顶痛、咽喉痛、足心痛、失眠、眩晕。

刮痧方法 用角刮法从上而下刮拭涌泉穴30次，力度微重，以出痧为度。

命门——补肾壮阳

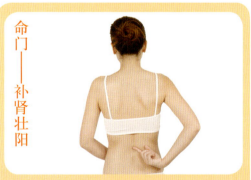

精准定位 位于腰部，当后正中线上，第二腰椎棘突下凹陷中。

主治疾病 遗尿、尿频、泄泻、遗精、白浊、阳痿、早泄、头晕耳鸣、癫痫、惊恐。

刮痧方法 用角刮法从上而下刮拭命门穴30次，力度微重，以出痧为度。

附录：体质养生速查表

体质分类	穴位调理	饮食调理
阴虚体质	太溪、三阴交、涌泉	银耳、芝麻、糯米、蜂蜜、乳品、甘蔗、梨、葡萄等
阳虚体质	关元、命门、腰阳关	羊肉、狗肉、韭菜、葱、姜、蒜、花椒、辣椒、胡椒
气虚体质	气海、中脘、足三里、百会	土鸡、鸡蛋、牛肉、小米、黄豆、白扁豆、香菇、大枣、桂圆、蜂蜜
湿热体质	支沟、阴陵泉	绿豆、赤小豆、薏米、空心菜、苋菜、芹菜、马齿苋、冬瓜、藕、西瓜
血瘀体质	膈俞、血海、合谷	蟹、黑豆、海带、紫菜、黑木耳、芹菜、山楂、醋、玫瑰花茶
痰湿体质	足三里、丰隆	薏米、蒜、海藻、海带、冬瓜、萝卜、金橘、芥末
气郁体质	太冲、期门、章门	小麦、葱、蒜、海带、海藻、萝卜、金橘、山楂、黄花菜
特禀体质	曲池、足三里	糙米、蜂蜜、枣、金针菇、胡萝卜